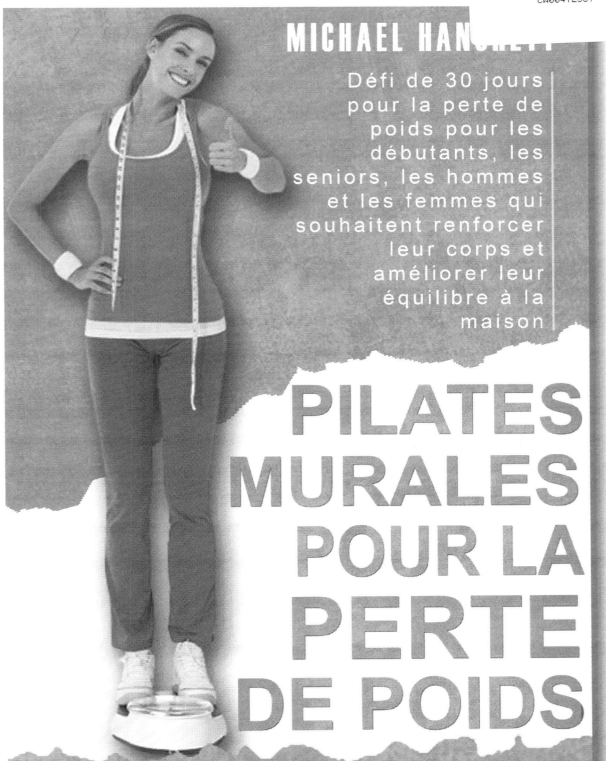

MICHAEL HANCHETT

Défi de 30 jours pour la perte de poids pour les débutants, les seniors, les hommes et les femmes qui souhaitent renforcer leur corps et améliorer leur équilibre à la maison

PILATES MURALES POUR LA PERTE DE POIDS

I

Pilates Murales pour la Perte de Poids

Défi de 30 jours pour la perte de poids pour les débutants, les seniors, les hommes et les femmes qui souhaitent renforcer leur corps et améliorer leur équilibre à la maison

Michael Hanchett

Droits D'auteur © Mchael Hanchett 2023

Dédicace

À tous ceux qui ont déjà lutté avec leur poids, je dédie ce livre. Puissent-il vous servir de guide pour atteindre vos objectifs de perte de poids grâce au pouvoir transformateur du Pilates contre le mur.

Rappelez-vous, les seules limites qui existent sont celles que nous nous imposons.

Continuez à vous battre, continuez à avancer, et transformons-nous ensemble.

Avec une gratitude sincère,

Michael

SPECIAL BONUS!

WANT THIS BONUS BOOK FOR FREE?

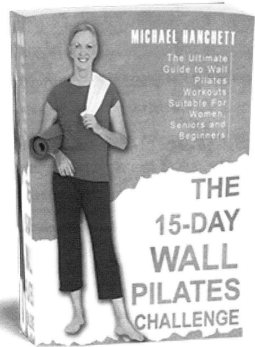

Get **FREE** unlimited access to it and all of our new books by joining our fan base!

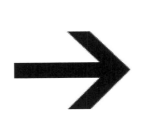 

SCAN TO JOIN!

Table des matières

Introduction

Avez-vous déjà essayé presque tous les régimes à la mode et les routines d'entraînement sans voir de progrès ? Voulez-vous éviter les entraînements intensifs qui prennent tout votre temps et vous laissent endolori ? Préféreriez-vous adopter une routine d'exercice à faible impact, facile et pourtant efficace ? Si c'est le cas, le Pilates contre le mur pourrait être la solution que vous attendiez depuis longtemps.

Le Pilates est une forme d'exercice populaire depuis de nombreuses années (plus d'un siècle) en raison de son efficacité. Même après de nombreuses années, le Pilates reste un choix privilégié parmi les passionnés de fitness et sa popularité ne diminue pas de sitôt. Cependant, une nouvelle forme avancée de cet exercice a récemment émergé : le Pilates contre le mur. Il s'agit d'un exercice à faible impact qui cible les muscles profonds, améliorant ainsi la force, la flexibilité et l'équilibre.

Le Pilates contre le mur est un exercice dérivé du Pilates traditionnel. Dans le Pilates contre le mur, le mur est utilisé comme support et le corps comme résistance pour créer un entraînement stimulant et efficace, idéal pour brûler des calories et atteindre une perte de poids globale. Cette routine d'entraînement vous permet d'utiliser le mur pour l'équilibre tout en réalisant des mouvements dynamiques qui renforcent les muscles profonds et ciblent les graisses abdominales.

Contrairement au Pilates traditionnel, le Pilates contre le mur est un choix pratique pour les personnes en surpoids qui peuvent ne pas avoir le temps ou l'énergie physique nécessaire pour consacrer de longues heures à des exercices intensifs. Il s'agit d'un exercice à faible impact et même à faible coût, car vous pouvez effectuer la routine sans vous essouffler et elle peut être réalisée en utilisant uniquement un mur, sans besoin d'équipement sophistiqué ni de se rendre à la salle de sport.

Comment le Pilates contre le mur influence-t-il la perte de poids ?

Le Pilates contre le mur est particulièrement bénéfique pour les personnes qui souhaitent perdre du poids. Lorsque vous vous déplacez contre le mur avec des mouvements réguliers et contrôlés, vous remarquerez que votre rythme cardiaque et votre métabolisme augmentent. Cette résistance contre le mur entraîne une combustion des graisses et des calories. Avec le temps et en suivant l'entraînement complet du corps, vous développerez une masse musculaire maigre, ce qui vous permettra de brûler plus de calories même lorsque votre corps est au repos.

Contrairement aux entraînements intensifs qui brûlent des calories comme la course à pied ou le CrossFit, le Pilates contre le mur est un entraînement à faible impact qui tonifie les muscles. Alors que d'autres entraînements intensifs peuvent vous aider à brûler les graisses, le Pilates contre le mur vous aidera à développer une masse musculaire maigre. Cela confère au Pilates contre le mur un léger avantage par rapport aux autres types d'exercice, car la masse musculaire maigre est plus métaboliquement active que la graisse, ce qui signifie que plus vous avez de muscles, plus votre corps brûle de calories au repos.

De plus, le Pilates contre le mur est efficace pour la perte de poids car il cible les muscles profonds responsables de la posture et de l'équilibre. En suivant la routine de ce livre, votre ceinture abdominale se renforcera, ce qui facilitera l'exécution des exercices tout en réduisant le risque de blessure. Sans oublier qu'un noyau plus fort signifie des abdominaux plus fermes et moins de graisse abdominale.

Qu'est-ce qui est inclus dans ce livre ?
Ce livre complet fournit des instructions étape par étape et des illustrations pour réaliser plus de 50 exercices de Pilates contre le mur spécialement conçus pour vous aider à perdre ces kilos superflus. Ce guide de 30 jours vous aidera à aligner votre corps afin d'obtenir des résultats maximum, de la partie supérieure du corps à la ceinture abdominale. Vous apprendrez également à utiliser un journal pour suivre vos résultats et élaborer un plan alimentaire qui fonctionne avec le programme.

Mais ce livre n'est pas simplement l'un de ces livres d'exercices. Il s'agit d'une approche holistique de la santé et de la forme physique. Nous aborderons des sujets tels que la nutrition, l'hydratation et la mentalité pour vous assurer d'obtenir le résultat maximum de ce programme. Vous apprendrez à nourrir votre esprit et votre corps avec les bons aliments et les bonnes pensées pour vous donner de l'énergie et de la motivation afin d'atteindre vos objectifs de perte de poids.

L'approche holistique que nous adoptons dans ce livre signifie que vous transformerez non seulement votre corps, mais vous émergerez également comme une version plus forte, plus mince et plus confiante de vous-même. Suivez-nous dans ce voyage de 30 jours vers un meilleur vous !

Chapitre 1

Les avantages du Pilates murale pour la perte de poids

Le Pilates murale consiste à se déplacer de manière dynamique et organisée tout en s'appuyant contre un mur. C'est une méthode efficace et unique pour s'entraîner car elle sollicite l'ensemble du corps, favorisant une perte de poids rapide.

Voici quelques façons dont le Pilates murale favorise la perte de poids :

- Stimule le métabolisme : Dans le Pilates murale, vous utilisez votre corps et le mur comme résistance. Les mouvements constants augmentent le rythme cardiaque et améliorent le contrôle de la respiration, ce qui active votre métabolisme. Ce processus permet à votre corps de brûler des graisses et des calories même au repos.
- Développe une masse musculaire maigre : Gagner des muscles maigres est essentiel car cela favorise la combustion des calories. En d'autres termes, plus vous gagnez de muscles, plus vous brûlez de graisses. La routine décrite dans ce livre vous aidera à développer des muscles maigres.
- Améliore la santé cardiovasculaire : Le Pilates murale intègre également des mouvements cardiovasculaires. Cela permet de brûler plus de calories tout en améliorant votre santé cardiovasculaire.
- Renforce les muscles profonds : Le Pilates murale est une excellente routine d'exercices pour renforcer les muscles profonds du corps. Avec un noyau plus fort, vous pourrez effectuer vos exercices plus efficacement, ce qui favorisera une perte de poids plus significative. De plus, votre posture, votre équilibre et votre stabilité seront considérablement améliorés.
- Améliore la flexibilité : En suivant ce programme, vous remarquerez une nette amélioration de votre flexibilité. Le Pilates murale favorise l'amélioration de la flexibilité et de l'amplitude des mouvements, ce qui signifie que vous pourrez

effectuer vos exercices sans craindre les blessures. Cela vous aide à brûler des calories supplémentaires, car vous pourrez effectuer les exercices de manière efficace.

Les avantages spécifiques du Pilates murale pour les personnes de grande taille

Le Pilates murale présente de nombreux avantages spécifiques pour la santé des personnes de grande taille. Cette routine vous laissera avec une sensation de légèreté, d'énergie et de vitalité.

Voici quelques avantages spécifiques de cette routine pour les personnes de grande taille :

- C'est un entraînement à faible impact : Contrairement aux autres routines auxquelles vous pourriez être habitué(e), le Pilates murale est un exercice à faible impact. Cela signifie qu'il n'exerce pas trop de pression sur vos articulations et ne vous essouffle pas trop. C'est un entraînement idéal pour les personnes de plus grande taille qui peuvent ressentir des douleurs articulaires et des tensions lorsqu'elles pratiquent des exercices à fort impact.

- Renforce les muscles du noyau : Les personnes de grande taille ont généralement des muscles du noyau plus faibles que les autres en raison de l'excès de poids qu'elles portent dans cette zone. C'est là que le Pilates murale entre en jeu. Étant donné qu'il s'agit d'une routine de renforcement du noyau, il peut améliorer la posture, l'équilibre et la stabilité.

- Renforce la confiance en soi : Le Pilates murale peut être pratiqué n'importe où, ce qui signifie que vous pouvez vous entraîner dans le confort de votre domicile sans craindre le jugement des autres. C'est particulièrement important pour les personnes de grande taille qui peuvent se sentir gênées de faire de l'exercice dans une salle de sport traditionnelle. Le Pilates murale contribue donc à renforcer votre confiance en vous et votre perception positive de votre corps.

- Aide à brûler des calories : Le Pilates murale est une routine efficace pour les personnes qui cherchent à perdre ces kilos en trop. C'est un entraînement complet qui améliore les mouvements cardiovasculaires et aide à développer une masse musculaire maigre. L'augmentation du rythme cardiaque et l'ajout de muscles permettront à votre corps de brûler des calories rapidement et efficacement.

Comment le Pilates murale peut cibler les graisses abdominales

Les graisses abdominales se composent principalement de trois éléments : la graisse viscérale, la graisse sous-cutanée et un noyau affaibli. La graisse viscérale sert de zone de protection et de stockage en cas d'obésité ou de surpoids. Ce type de graisse abdominale donnera un aspect renflé à votre ventre. Cependant, votre estomac restera ferme, et non flasque.

La graisse sous-cutanée, quant à elle, est une couche qui se situe sous la peau de votre ventre. Ce type de graisse donne une apparence flasque plutôt que ferme et est souvent présente chez les femmes en période de grossesse. Les femmes ont souvent tendance à stocker plus de graisse dans leurs couches sous-cutanées. C'est pourquoi les femmes ont souvent des ventres plus lâches que les hommes, qui stockent généralement la graisse dans la couche viscérale.

Enfin, un noyau affaibli est la troisième cause principale d'un ventre proéminent. C'est là que le Pilates murale intervient. Cette routine comprend des exercices ciblant le plancher pelvien, l'abdomen et le dos, ce qui en fait un exercice idéal pour brûler les graisses et les calories au niveau du ventre. Étant donné que le Pilates murale intègre également des mouvements cardiovasculaires et un contrôle de la respiration, vous pouvez vous attendre à perdre non seulement la graisse de votre ventre, mais aussi celle de tout votre corps.

Chapitre 2

Comprendre votre corps et votre esprit

Un élément essentiel que la plupart des gens négligent lorsqu'ils commencent une routine d'entraînement est la nécessité de comprendre leur esprit et leur corps. Votre esprit et votre corps doivent être unis pour perdre du poids efficacement. Chaque corps est différent ; donc ce qui fonctionne pour les autres peut ne pas fonctionner nécessairement pour vous. Apprenez à connaître votre propre corps ; connaissez vos besoins et limites uniques.

Par exemple, vous devriez vous renseigner sur votre taux métabolique de base et sur la quantité d'énergie que votre corps brûle au repos. Cette connaissance vous aidera à établir un plan alimentaire personnalisé. Vous pouvez déterminer combien de calories votre corps a besoin pour perdre du poids.

Comprendre votre esprit est tout aussi essentiel pour une perte de poids efficace. Si vous ignorez les déclencheurs émotionnels et les schémas de pensée, vous ne pourrez pas identifier les comportements malsains qui saboteront vos objectifs de perte de poids. Si cette routine doit fonctionner, vous devez maîtriser l'art de contrôler votre esprit, car il peut affecter vos schémas de pensée, vos habitudes alimentaires et vos motivations.

Lorsque vous maîtrisez votre esprit et votre corps, vous aurez enfin acquis l'autonomie sur vous-même. Votre concentration ne se limitera plus uniquement au chiffre sur la balance ; vous serez également conscient d'autres facteurs, tels que le pourcentage de graisse corporelle, la masse musculaire et le tour de taille. Plus important encore, votre objectif sera de maintenir un mode de vie sain et sans stress.

Comment le stress peut affecter la perte de poids Le stress est l'un des ennemis de la perte de poids. Si vous essayez de perdre du poids depuis longtemps sans succès, vous devez alors prendre en compte votre niveau de stress. Lorsqu'une personne est stressée, le corps libère l'hormone cortisol. Cette hormone déclenche la réponse "fuir ou combattre" que le corps utilise pour sa survie. En bref, cette hormone peut entraîner une augmentation du métabolisme et une diminution de l'appétit. Cependant, si la personne continue à subir du stress (stress chronique), la libération prolongée de cortisol peut avoir des effets néfastes sur la perte de poids.

La production excessive et prolongée de cortisol peut augmenter la résistance à l'insuline. Cela entraîne une augmentation du taux de sucre dans le sang, ce qui pousse le corps à stocker l'excès de graisse. Cette inhibition rend difficile la combustion efficace des graisses par le corps. Lorsque les gens sont stressés, ils ont également tendance à faire de moins bons choix de mode de vie. La plupart se tournent vers la nourriture pour trouver du réconfort et soulager le stress. Cette alimentation émotionnelle ne fera qu'entraîner une prise de poids supplémentaire tout en entravant tout processus de perte de poids.

Un stress excessif peut également perturber les rythmes de sommeil d'une personne, entraînant une privation de sommeil. La privation de sommeil perturbe la production des hormones leptine et ghréline, qui régulent la faim et la satiété. Lorsque ces hormones sont déséquilibrées, les gens peuvent avoir l'impression de ne jamais être rassasiés, ce qui entraîne une suralimentation et un gain de poids excessif.

Techniques de gestion du stress Maintenant que vous savez dans quelle mesure le stress peut entraver vos progrès, examinons les techniques qui peuvent vous aider à maîtriser vos niveaux de stress.

Voici quelques techniques de gestion du stress que vous devez intégrer :
- Méditation : La méditation est une technique ancienne et éprouvée pour soulager le stress. Trouvez un endroit calme pendant la fraîcheur de la journée pour vous asseoir seul dans un environnement paisible. Concentrez-vous sur votre respiration ou sur un mantra pour vous aider à calmer votre esprit. Commencez par quelques minutes par jour et augmentez la durée au fur et à mesure que vous vous habituez à la pratique.

- Pleine conscience : La pleine conscience est une autre technique efficace de gestion du stress. Elle consiste à être présent et à observer vos pensées et vos sentiments sans jugement. Contrairement à la méditation où vous devez rester tranquille, vous pouvez pratiquer la pleine conscience à tout moment de la journée, que ce soit en vous lavant, en marchant ou en parlant.

- Respiration profonde : Accordez quelques minutes par jour pour vous concentrer sur votre respiration. La pratique de la respiration profonde aidera à réduire les niveaux de cortisol et à diminuer le stress. Pour cela, prenez de profondes inspirations par le nez et expirez par la bouche, en gardant le dos droit et en vous concentrant sur la sensation.

- Yoga : Le yoga est très efficace pour réduire le stress. Il combine des mouvements rythmiques avec la pleine conscience et la respiration profonde. Vous pouvez assister à des cours de yoga ou suivre des cours en ligne pour commencer.

- Exercice : Faire régulièrement de l'exercice peut améliorer votre humeur et réduire votre niveau de stress. En complément de la routine décrite dans ce livre, pratiquez également des exercices d'intensité modérée chaque jour, tels que la marche rapide, le vélo ou la natation.

Chapitre 3

Les Fondamentaux du Pilates au Mur

Présentation des Principes de Base du Pilates au Mur

Les principes de base du Pilates au mur sont similaires à ceux des exercices traditionnels de Pilates. L'accent principal est généralement mis sur l'alignement correct, le contrôle de la respiration et les mouvements fluides et contrôlés. Examinons ces principes de base en détail ;

● Alignement Correct

L'alignement correct est essentiel pour s'assurer que vos exercices sont efficaces. Pour le Pilates au mur, le mur sert de point de référence pour le corps tout au long de la routine. Vous devez maintenir votre corps à l'angle correct par rapport au mur lors de chaque exercice.

● Contrôle de la Respiration

Lorsque vous effectuez du Pilates au mur, vous devez rester conscient du contrôle de votre respiration. Inspirer profondément et expirer complètement aide à solliciter les muscles profonds et à réduire le stress. Il s'agit là d'un autre principe essentiel du Pilates au mur.

● Mouvements Contrôlés

Une autre clé pour effectuer le Pilates au mur de manière efficace est la fluidité. Vos mouvements doivent être lents et délibérés ; cela aide à allonger et renforcer les muscles sans exercer une pression inutile sur les articulations. Ces mouvements contrôlés et précis vous aideront à développer force et endurance tout en améliorant l'équilibre et la flexibilité.

Comment Effectuer Correctement Chaque Exercice

Lorsque vous effectuez du Pilates au mur, il y a quelques éléments à garder à l'esprit pour obtenir des résultats. Cette routine nécessite de l'intentionnalité. Vous devez connaître votre posture, votre respiration, votre esprit et vos mouvements. Une fois que vous réunissez toutes ces parties en harmonie, les résultats sont remarquables. Voici quelques points à garder à l'esprit pour effectuer correctement ces exercices :

● Posture

Pour effectuer efficacement du Pilates au mur, votre posture doit être correcte. Vous devez garder votre colonne vertébrale droite et vos épaules détendues pour la plupart des exercices. De plus, engagez votre ceinture abdominale pour soutenir votre colonne vertébrale et fournir une stabilité pendant l'exercice.

● Respiration

Assurez-vous de respirer profondément et complètement pendant chaque exercice. Inspirez par le nez et expirez par la bouche, et essayez de coordonner votre respiration avec les mouvements de l'exercice. Cela aidera à solliciter les muscles profonds de votre ceinture abdominale tout en améliorant votre posture.

● Connexion Corps-Esprit

Comme mentionné précédemment, votre esprit et votre corps doivent rester connectés pendant votre routine. Gardez votre esprit détendu et positif tandis que votre corps se déplace avec contrôle et précision. Visualisez chaque muscle et essayez de les engager intentionnellement pendant votre entraînement.

● Mouvement Fluide

Le Pilates au mur est basé sur des mouvements fluides, lents et contrôlés. Essayez de vous déplacer en douceur et de manière régulière pendant l'exercice, et évitez les mouvements saccadés et brusques.

● Modifications

Selon votre niveau de forme physique, vous pouvez modifier votre routine pour la rendre plus ou moins difficile. Si cela vous semble trop difficile, essayez de modifier en effectuant moins de répétitions et en utilisant des accessoires pour vous soutenir. Cependant, si les exercices vous semblent trop faciles, challengez-vous en augmentant le nombre de répétitions et en ajoutant de la résistance.

Conseils pour Adapter les Exercices à Différents Niveaux de Fitness et Types de Corps Un des meilleurs aspects du Pilates au mur est que les exercices sont adaptables. Selon votre niveau de forme physique et votre type de corps, vous pouvez modifier les exercices de ce programme pour répondre à vos besoins spécifiques. Cela vous aidera à éviter les blessures et à obtenir les meilleurs résultats. Voici comment ajuster la routine en fonction du niveau de fitness et du type de corps :

PAR NIVEAU DE FITNESS

● Débutants

Si vous êtes novice en Pilates au mur ou dans tout autre type d'exercice, commencez par les bases et concentrez-vous sur l'amélioration de votre posture et de votre alignement. Utilisez le mur, qui est l'un des principaux accessoires de l'exercice, pour l'équilibre et la stabilité. Commencez avec moins de répétitions, puis augmentez progressivement à mesure que vous développez votre endurance.

● Intermédiaires

Une fois que vous maîtrisez les bases, vous pouvez passer à des variations plus difficiles. Augmentez le nombre de répétitions et l'intensité de chaque exercice. Concentrez-vous sur l'engagement de vos muscles abdominaux tout en maintenant une bonne posture.

● Avancés

Si vous êtes habitué à faire de l'exercice et que vous avez plus d'expérience en Pilates, vous pouvez ajouter des mouvements plus complexes et des transitions entre les exercices. Vous pouvez également utiliser des équipements plus avancés, comme un ballon de Pilates, pour augmenter l'intensité de l'entraînement.

PAR TYPE DE CORPS

● Morphologie plus grande

Si vous avez une morphologie plus grande et une structure corporelle plus imposante, envisagez d'utiliser des accessoires supplémentaires pour fournir un soutien et un équilibre supplémentaires pendant les exercices.

● Morphologie plus petite

Pour ceux qui ont une structure corporelle plus petite, concentrez-vous sur le renforcement musculaire et l'ajout de résistance pendant chaque exercice pour obtenir le résultat souhaité.

Chapitre 4

Haut du Corps et Ceinture Abdominale

Le Pilates au mur est particulièrement efficace pour renforcer la ceinture abdominale et le haut du corps. Pour la plupart des exercices, vous vous tenez face au mur, les pieds écartés et à un pied de distance du mur. Avec les mains tendues et parallèles au sol, vos paumes appuyées contre le mur. Vous engagerez votre ceinture abdominale à partir de cette position de départ tout en déplaçant vos bras et le haut du corps dans différentes directions, en utilisant le mur comme support et résistance.

Ce mouvement intentionnel et contrôlé cible les muscles du haut du corps, notamment les épaules, la poitrine et le haut du dos. Lorsque vos mains sont pressées contre le mur et que vous bougez vos bras, vous sollicitez les muscles de ces zones. Cela entraîne une augmentation de la force et de la définition corporelle.

Ce mouvement sollicite également les muscles de la ceinture abdominale. En déplaçant vos bras et le haut du corps, vous engagez les muscles de la ceinture abdominale pour maintenir l'équilibre et la stabilité contre la résistance du mur. Ce mouvement a un impact significatif sur les abdominaux et les obliques.

Aperçu des exercices spécifiques ciblant la ceinture abdominale et le haut du corps Dans ce programme, vous serez initié à plusieurs exercices de Pilates au mur idéaux pour renforcer les muscles du haut du corps tout en améliorant la posture et la stabilité. Voici un bref aperçu de certains des exercices que vous rencontrerez :

- Jackknife au mur

Cet exercice consiste à vous allonger sur le dos, les jambes tendues vers le plafond. Vous devrez ensuite soulever le haut du corps du sol en relevant les hanches jusqu'à ce que vous puissiez voir complètement vos jambes. Cet exercice particulier renforce et tonifie les abdominaux.

● Teasers au mur

Les teasers au mur sont des exercices plus exigeants que les précédents. Ils renforcent les muscles de la ceinture abdominale et améliorent l'endurance. Pour le faire, vous vous asseyez devant un mur, en enroulant votre colonne vertébrale jusqu'à être presque en position assise.

● Handstand au mur

Le handstand au mur est également l'un des exercices de renforcement de la ceinture abdominale que nous avons inclus dans ce programme. Il est idéal pour stimuler le métabolisme et tonifier la ceinture abdominale. Pour faire cet exercice, vous devez marcher avec vos pieds le long du mur jusqu'à ce que votre corps soit droit.

Conseils pour Maintenir une Bonne Posture et un Bon Alignement pendant les Exercices

Lorsque vous effectuez des exercices de Pilates au mur qui ciblent spécifiquement le haut du corps et la ceinture abdominale, vous devez être attentif à votre posture et à votre alignement. Si votre alignement corporel est incorrect, vous n'engagerez pas correctement votre ceinture abdominale et la routine sera inefficace.

Voici quelques conseils pour vous aider à maintenir une bonne posture lors des exercices de renforcement de la ceinture abdominale et du haut du dos :

● Si l'exercice nécessite de se tenir face au mur, placez vos pieds à distance des hanches. Gardez-les à plat sur le sol.

● Placez la paume de votre main sur le mur à hauteur des épaules, avec les coudes près de vous.

● Engagez les muscles de votre ceinture abdominale. Vous pouvez le faire en rentrant le ventre vers la colonne vertébrale.

● Gardez vos épaules éloignées de vos oreilles. Elles doivent être détendues, pas tendues.

● Faites attention à la position de votre colonne vertébrale. Efforcez-vous de maintenir une colonne neutre en évitant tout creux ou arrondi.

- Gardez votre cou dans une position neutre. Ne regardez ni vers le haut, ni vers le bas, ni sur le côté.

- Vous ne devez ressentir aucune gêne ni douleur dans les articulations ou les muscles. Si c'est le cas, ajustez votre position et l'amplitude de vos mouvements.

- Visualisez la contraction de vos muscles de la ceinture abdominale et du haut du dos à chaque exercice.

Chapitre 5

Force et Souplesse du Bas du Corps

Lorsque vous commencez ce programme, vous remarquerez immédiatement la force de votre bas du corps en gagnant en souplesse. Le Pilates au mur cible des groupes musculaires spécifiques et augmente l'amplitude de mouvement d'une personne, favorisant ainsi la mobilité et la force du bas du corps.

Étant donné que le mur offre une stabilité et un soutien suffisants, les individus peuvent se concentrer sur un alignement correct et des mouvements fluides du corps pendant l'exercice. En maintenant une bonne posture et en coordonnant les mouvements du corps, les exercices deviennent plus efficaces pour cibler les muscles du bas du corps. Certains de ces muscles incluent les fessiers, les ischio-jambiers et les mollets.

Prenons par exemple le "wall sit" (assise contre le mur), un exercice de Pilates au mur qui cible le bas du corps et augmente la souplesse. Ici, une personne s'appuie contre le mur, puis glisse vers le bas pour adopter une position assise, les pieds écartés de la largeur des hanches et les genoux pliés à un angle de 90 degrés. L'individu maintient cette position pendant un certain temps tout en contractant ses quadriceps.

Une pratique constante de cet exercice améliore la force du bas du corps, en particulier des quadriceps et des fessiers. Il améliore également la souplesse en augmentant l'amplitude de mouvement des hanches et des genoux.

Aperçu des exercices spécifiques ciblant les jambes et les hanches
Les muscles du bas du corps comprennent les quadriceps, les fessiers et les ischio-jambiers. Dans ce programme de 30 jours, vous ferez des exercices ciblant ces zones. Voici un aperçu de quelques exercices pour le bas du corps de ce programme :

• Plank contre le mur avec flexions des genoux

Pour cet exercice, vous commencerez en position de planche avec les pieds contre le mur. Ensuite, soulevez vos genoux vers votre poitrine tout en maintenant la position de planche.

- Squats latéraux contre le mur

Adoptez une position de squat en vous appuyant sur votre épaule contre le mur tout en écartant les pieds. Gardez votre épaule contre le mur, puis remontez. Les squats latéraux contre le mur travaillent les cuisses et les fessiers.

- Descentes de genoux contre le mur

Les descentes de genoux contre le mur sont un exercice pour débutants axé sur le bas du corps. Pour le faire, tenez-vous face au mur et placez vos mains dessus. Soulevez maintenant une jambe du sol, déplacez-la sur le côté, puis ramenez-la au centre.

- Plié avec élévation des jambes contre le mur

Adoptez la position du chien tête en bas. Placez vos pieds contre le mur, puis soulevez une jambe du sol. Ramenez la jambe vers votre poitrine, puis vers le plafond.

Conseils pour Maintenir une Bonne Forme et un Bon Alignement pendant les Exercices
Lorsque vous effectuez des exercices de Pilates au mur pour le bas du corps et la souplesse, il est crucial de maintenir une bonne forme et un bon alignement corporel. Une mauvaise alignement du corps et une pratique incorrecte des exercices peuvent entraîner des blessures, des douleurs et des courbatures.
- Soyez toujours attentif à la position de vos pieds. Pour la plupart des exercices, vos pieds doivent être écartés de la largeur des hanches et parallèles.
- Si vous effectuez des exercices pour le bas du corps comme les squats et les fentes contre le mur, assurez-vous que vos genoux sont alignés avec vos orteils. Ils ne doivent pas pointer vers l'intérieur ou l'extérieur.
- Suivez le mouvement correct lors des exercices de souplesse tels que les étirements des ischio-jambiers et des poignets. Ne soyez ni trop rapide ni trop lent.

● Gardez toujours le dos droit et appuyé contre le mur ; vos épaules doivent être détendues et votre cou allongé.

● N'oubliez pas de pratiquer une respiration correcte : inspirez par le nez et expirez par la bouche.

● Assurez-vous que votre poids est réparti de manière égale sur les deux pieds. Évitez de vous appuyer sur un côté de votre corps.

Chapitre 6

Santé Cardiovasculaire et Combustion des Graisses

Comment le Pilates au mur peut améliorer la santé cardiovasculaire et brûler les graisses

Outre sa réputation en tant qu'exercice de renforcement du noyau, le Pilates au mur est également fortement recommandé pour améliorer la santé cardiovasculaire et brûler les graisses. Cet exercice aide à augmenter le rythme cardiaque et offre un entraînement cardiovasculaire qui brûle les graisses et les calories. Cela est dû au fait que, lors de l'exercice, vous utilisez souvent plusieurs groupes musculaires tout en incorporant des mouvements dynamiques.

Le Pilates au mur, comme les sauts en étoile contre le mur et les squats contre le mur avec des sauts, offre des entraînements cardiovasculaires efficaces car ils augmentent le rythme cardiaque. En suivant la routine, vous solliciterez plusieurs muscles pendant un seul entraînement, ce qui entraînera une augmentation de la combustion des calories et de la perte de graisse. Le mur offre une résistance supplémentaire. Cependant, vous pouvez également incorporer un ballon de Pilates pour augmenter l'intensité de l'entraînement pour obtenir des résultats plus rapides.

De plus, le Pilates au mur peut améliorer la santé cardiovasculaire en augmentant l'apport en oxygène et la circulation sanguine dans tout le corps. Étant donné que la plupart des exercices se concentrent sur les techniques de respiration correcte, votre capacité pulmonaire et votre absorption d'oxygène s'amélioreront considérablement pour une meilleure santé cardiovasculaire.

Aperçu des exercices spécifiques pour augmenter le rythme cardiaque et brûler des calories

Le Pilates au mur regorge de plusieurs exercices cardiovasculaires pour vous aider à perdre du poids, maintenir un cœur en bonne santé et assurer une condition physique globale.

Voici un aperçu des exercices cardiovasculaires spécifiques que nous avons abordés dans ce livre :

● Travail des pieds contre le mur

Cet exercice consiste à se tenir devant un mur solide et à taper rapidement des pieds contre celui-ci. Ce mouvement aide à stimuler la circulation sanguine, améliorant l'endurance cardiovasculaire.

● Pont d'épaules contre le mur

Cet exercice aide à renforcer les fessiers et les ischio-jambiers dans le bas du corps. Cependant, il est également idéal pour améliorer la condition cardiovasculaire. Pour le faire, allongez-vous sur le dos avec les pieds sur le mur et poussez les hanches vers le plafond.

● Position bras levés en V contre le mur

Cet exercice consiste à lever les bras et à former un "V" avec votre corps. Il aide à augmenter le rythme cardiaque et à améliorer le métabolisme.

● Tire-bouchon contre le mur

Le tire-bouchon contre le mur est un exercice de torsion où vous vous tenez contre un mur et tournez le haut de votre corps en touchant le mur avec vos mains. Cet exercice améliore non seulement la santé cardiovasculaire, mais également la flexibilité.

Conseils pour maintenir une bonne forme et un bon alignement pendant les exercices

Pour que vos entraînements cardiovasculaires soient efficaces, il est impératif de respecter les règles concernant l'alignement correct de ces exercices. Voici quelques points à retenir avant de commencer :

● Maintenez votre colonne vertébrale neutre. Évitez toute forme de cambrure ou d'arrondi du dos.

● Ne contractez pas vos épaules ni ne les remontez vers vos oreilles. Gardez-les basses et détendues en tout temps.

• N'immobilisez pas vos genoux. Gardez-les légèrement fléchis pour ne pas exercer trop de pression sur vos articulations.

• Ne vous précipitez pas. Écoutez votre corps et suivez son rythme.

• Au lieu de compter sur l'élan, concentrez-vous sur des mouvements contrôlés tout au long des exercices.

Chapitre 7

Créer un mode de vie durable et sain

La plupart des personnes en surpoids savent que le véritable défi pour perdre du poids est de maintenir le poids perdu. Si vous n'adoptez pas de bonnes habitudes qui permettent de maintenir un poids sain à long terme, vous risquez de reprendre rapidement le poids perdu.

Pour éviter les problèmes de santé liés à l'obésité et au surpoids, il est essentiel de maintenir un poids sain. Voici quelques points importants :

● Exercice

L'exercice est bien sûr l'une des habitudes les plus importantes pour perdre du poids de manière durable. En plus de brûler des calories, l'exercice régulier stimule le métabolisme, ce qui permet de maintenir le poids perdu de manière permanente. L'exercice régulier présente également des avantages pour la santé, allant des maladies cardiaques à certains types de cancer.

● Faire des choix sains

Une alimentation saine soutiendra votre parcours de perte de poids et fournira à votre corps le bon carburant pour une perte de poids durable. Pour maintenir durablement le poids perdu, vous devez donner la priorité à une alimentation riche en fruits, légumes, céréales complètes et protéines maigres. Vous devez également limiter votre consommation d'aliments transformés et riches en matières grasses.

● Établir un mode de vie sain

Donnez la priorité à un sommeil suffisant tout en gérant le stress. Le manque de sommeil et le stress peuvent perturber le métabolisme et augmenter les envies de nourriture. De plus, l'établissement d'un mode de vie sain est essentiel pour une perte de poids durable.

Comment créer un plan alimentaire sain pour soutenir la perte de poids

La création d'un plan alimentaire sain pour soutenir votre parcours de perte de poids est crucial dans ce programme. Vous devez créer un plan qui corresponde à vos besoins spécifiques et vous y tenir même après les 30 jours.

Voici quelques étapes pour vous aider à créer un plan alimentaire efficace pour la perte de poids :

• Utilisez un calcul de calories pour estimer combien de calories vous avez besoin chaque jour. Cela sera déterminé par l'âge, le sexe, le poids, la taille et le niveau d'activité.

• Établissez un déficit calorique de 500 à 1000 calories par jour pour perdre de 1 à 2 livres par semaine. Vous pouvez y parvenir en réduisant votre apport calorique tout en augmentant votre activité physique.

• Choisissez des aliments riches en nutriments qui sont faibles en calories mais très nutritifs.

• Éliminez de votre alimentation des aliments tels que les sucreries, les aliments frits et transformés, car ce sont des aliments riches en calories et pauvres en nutriments.

• Planifiez et notez vos repas à l'avance. Tenez-vous à votre plan pour éviter de trop manger.

• Intégrez des fruits et des noix comme collations en remplacement des sucreries et des aliments frits.

• Contrôlez les portions. Utilisez une assiette plus petite et essayez d'éviter les deuxièmes portions.

• Restez hydraté en buvant suffisamment pendant vos entraînements. Limitez les boissons sucrées et l'alcool.

• Surveillez votre programme de perte de poids et ajustez le plan au besoin.

Conseils pour intégrer l'activité physique dans votre routine quotidienne

En plus des exercices décrits dans ce guide de 30 jours, il est important d'intégrer d'autres activités physiques dans votre routine. Cela vous aidera non seulement à éviter l'ennui, mais donnera également un coup de pouce à votre progression de perte de poids.

Voici quelques conseils pour inclure d'autres activités physiques dans votre routine :

● En complément du programme, incluez d'autres activités que vous appréciez, comme la marche, la course à pied, la natation ou la course. Cela aidera à augmenter la motivation et la régularité.

● Interrompez de longues périodes de sédentarité par de courtes séances d'activité physique. Vous pouvez essayer de monter et descendre les escaliers, de faire des squats pendant une publicité à la télévision ou de marcher dans le bureau.

● Essayez de vous rendre au travail à pied ou à vélo au lieu de conduire, prenez les escaliers au lieu de l'ascenseur et effectuez plus de tâches ménagères.

● Lorsque vous vous ennuyez ou que vous avez du temps libre, essayez des activités excitantes comme la randonnée, l'escalade ou les arts martiaux.

● Faites toujours quelques échauffements et des exercices d'étirement avant vos exercices pour préparer votre corps et réduire les risques de blessures.

Chapitre 8

Mettre tout en place :

Le Programme De Pilates Mural De 30 Jours Pour La Perte De Poids

Ce plan de Pilates mural de 30 jours est complet pour quiconque souhaite perdre du poids et le maintenir. La routine convient aux débutants et aux pratiquants de niveau avancé qui souhaitent perdre quelques kilos. Dans ce calendrier de 30 jours, vous trouverez des instructions détaillées et des démonstrations d'exercices spécifiques pour la perte de poids. Le meilleur aspect de cet exercice est qu'il peut être fait à la maison avec un équipement minimal, le rendant accessible et pratique pour tous.

Le programme commence par des exercices de base. Progressivement, nous augmenterons l'intensité en passant à des exercices cardiovasculaires et de renforcement du noyau. Vous pouvez vous attendre à des améliorations significatives dans votre parcours de perte de poids avant la fin des 30 jours. Vous remarquerez également des améliorations de votre force, de votre souplesse et de votre endurance. C'est un excellent plan pour ceux qui souhaitent accélérer leur perte de poids et leurs objectifs de remise en forme.

Comment progresser dans le programme, à quoi s'attendre et conseils pour modifier les exercices si nécessaire Lorsque vous commencez ce programme, il est recommandé de commencer par des exercices de niveau débutant ou de base avant d'augmenter progressivement l'intensité et la durée au fil du temps. Le programme est conçu pour devenir de plus en plus exigeant à mesure que vous travaillez vos muscles abdominaux, améliorez votre souplesse et favorisez la perte de poids. Voici quelques conseils utiles pour progresser dans les exercices : • Commencez par des exercices de base. Concentrez-vous sur un bon alignement, prenez des pauses et écoutez votre corps. • Bien que chaque exercice ait un nombre de séries recommandé, augmentez les répétitions au fur et à mesure de votre progression. • À mesure que vous vous habituez aux exercices, incluez des variations plus avancées pour vous mettre au défi et rendre votre routine plus intéressante. • Restez motivé et responsable en suivant vos progrès. • Fixez-vous des objectifs réalistes et célébrez les petites réalisations.

Conseils pour rester motivé et engagé dans votre parcours de perte de poids Perdre du poids est un processus difficile et souvent frustrant. Cependant, il est important de persévérer et de rester déterminé à voir des progrès dans votre parcours. Nous avons rassemblé quelques conseils pour vous aider à rester engagé pendant et après le programme de 30 jours.

1. Fixez-vous des objectifs spécifiques, mesurables, atteignables, réalistes et limités dans le temps (SMART).

2. Trouvez quelqu'un ou un groupe qui peut vous apporter un soutien tout en vous tenant responsable. Cela peut être des amis, de la famille ou une communauté en ligne.

3. Tenez un journal de fitness et de régime alimentaire. Cela vous aidera à suivre et à surveiller vos progrès.

4. Célébrez les étapes importantes et les réalisations, peu importe leur taille ou leur apparence insignifiante.

5. Intégrez des activités comme la natation ou la randonnée dans votre routine pour maintenir l'intérêt.

6. Entourez-vous d'affirmations positives et de citations motivantes pour vous donner envie d'avancer chaque jour.

7. Accordez la priorité aux soins personnels. Profitez de vos jours de repos pour faire des activités amusantes et relaxantes comme aller dans un spa ou vous faire masser.

8. Pratiquez la pleine conscience, restez présent, évitez de vous inquiéter du passé et du futur.

9. Si vous rencontrez des revers ou des défis émotionnels, trouvez des stratégies de coping saines. Au lieu de vous tourner vers la nourriture ou l'autodépréciation, faites du journaling et de la méditation ou essayez de parler à un ami ou à un thérapeute.

10. Récompensez-vous après chaque semaine avec votre en-cas sain préféré, une nouvelle tenue de sport, etc.

Chapitre 9

Semaine 1

Jour 1-3 : Introduction aux exercices de base de Pilates avec le mur

JOUR 1

● **Descentes contre le mur**

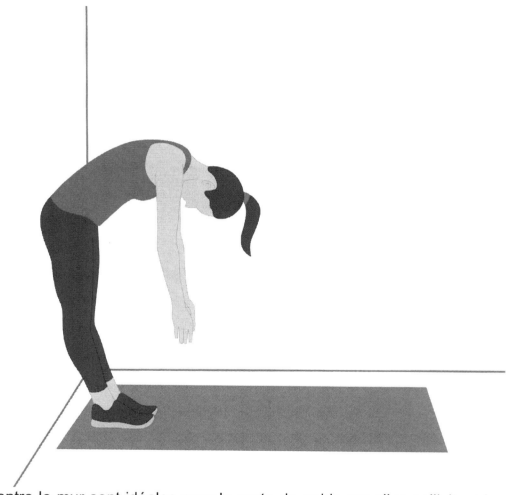

Les descentes contre le mur sont idéales pour la perte de poids car elles sollicitent les muscles abdominaux, étirent la colonne vertébrale et améliorent la posture, ce qui entraîne une combustion significative de calories et une silhouette plus fine.

Ensemble recommandé : 1 série de 10 à 12 répétitions.

Étape 1

Tenez-vous dos au mur. Vos pieds doivent être écartés de la largeur des hanches et à quelques centimètres du mur.

Étape 2

Placez vos paumes sur vos cuisses. Maintenant, détendez vos épaules.

Étape 3

Gardez votre tête alignée avec votre colonne vertébrale. Inspirez profondément en allongeant votre colonne vertébrale.

Étape 4

Expirez et commencez à vous rouler lentement vers le bas, une vertèbre à la fois. Poursuivez jusqu'à ce que votre main pende lâchement vers le sol.

Étape 5

Maintenez cette position pendant quelques secondes. Après quelques secondes, remontez lentement à la position de départ.

Étape 6

Répétez pour le nombre recommandé de répétitions.

• **Boucles murales**

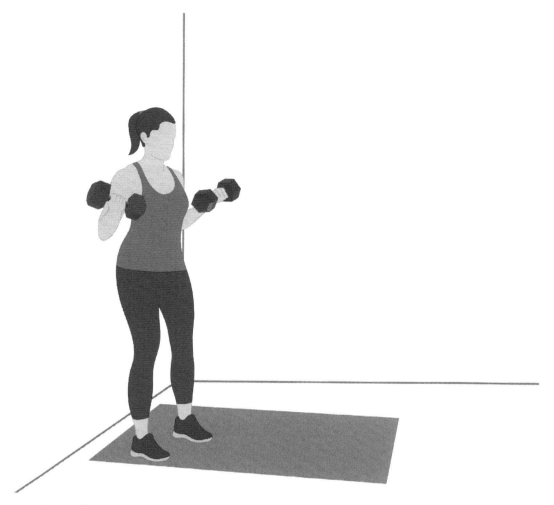

Les boucles murales, l'un des exercices de base du Pilates avec le mur, sont un exercice de renforcement des biceps qui cible les muscles biceps, favorisant une augmentation de la masse musculaire et un métabolisme plus élevé. Utilisez un poids qui vous offre un défi suffisant tout en vous permettant de maintenir une bonne posture.

Ensemble recommandé : Deux séries de 10 à 12 répétitions.

Étape 1

Tenez-vous dos au mur.

Étape 2

Gardez les pieds écartés de la largeur des épaules.

Étape 3

Pliez les coudes et ramenez le poids vers votre poitrine.

Étape 4

Gardez les coudes près du corps. Contractez vos biceps et maintenez la position pendant quelques secondes.

Étape 5

Revenez à la position de départ après chaque série recommandée.

JOUR 2

● Torsions obliques murales

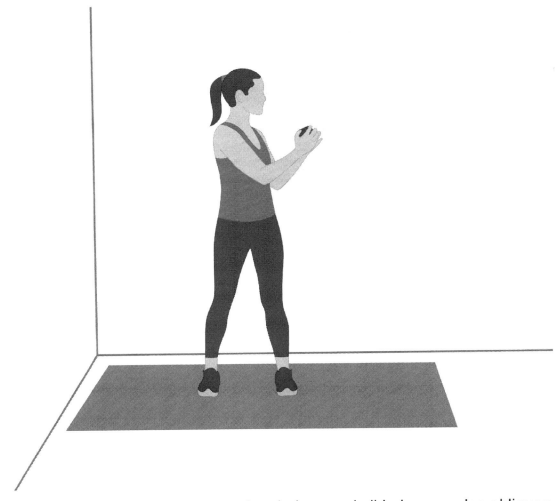

Les torsions obliques murales sont un exercice de base qui cible les muscles obliques, favorisant une augmentation de la masse musculaire et une combustion plus importante de calories.

Ensemble recommandé : Deux séries de 10 à 12 répétitions.

Étape 1

Tenez-vous dos à un mur solide et écartez les pieds à la largeur des épaules.

Étape 2

Tenez un poids (vous pouvez utiliser un ballon médical ou un haltère). Gardez les deux mains au niveau de la poitrine.

Étape 3

Contractez vos muscles abdominaux. Ensuite, penchez-vous en arrière vers le mur jusqu'à ce que votre dos repose contre celui-ci.

Étape 4

Maintenant, tournez votre buste vers la droite. Vos jambes et vos hanches doivent toujours être tournées vers l'avant.

Étape 5

Faites une pause brève une fois que votre buste est complètement tourné. Ensuite, contractez vos muscles obliques.

Étape 6

Répétez le mouvement du côté opposé, puis revenez à votre posture de départ.

- **Étreintes murales des genoux**

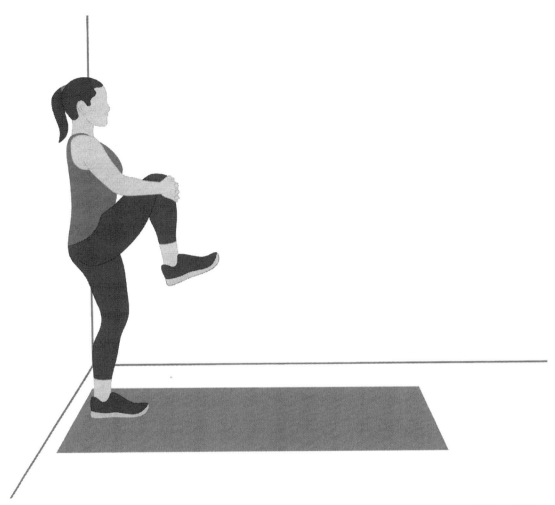

Les étreintes murales des genoux sont excellentes pour la perte de poids. Elles sollicitent les muscles abdominaux, augmentent le rythme cardiaque et entraînent un métabolisme plus actif.

Ensemble recommandé : Deux séries de 10 à 12 répétitions.

Étape 1

Tenez-vous devant un mur, à une distance d'un bras.

Étape 2

Placez vos paumes à plat contre le mur, les doigts pointant vers le bas.

Étape 3

Contractez vos muscles abdominaux, puis levez votre genou droit vers votre poitrine en fléchissant le pied.

Étape 4

Serrez votre genou levé avec les deux mains et utilisez votre bras pour le rapprocher davantage de votre poitrine.

Étape 5

Faites une pause pendant quelques secondes, relâchez la jambe, et répétez le mouvement avec votre autre genou jusqu'au nombre de répétitions souhaité.

JOUR 3

● Plank murale avec repliement des genoux

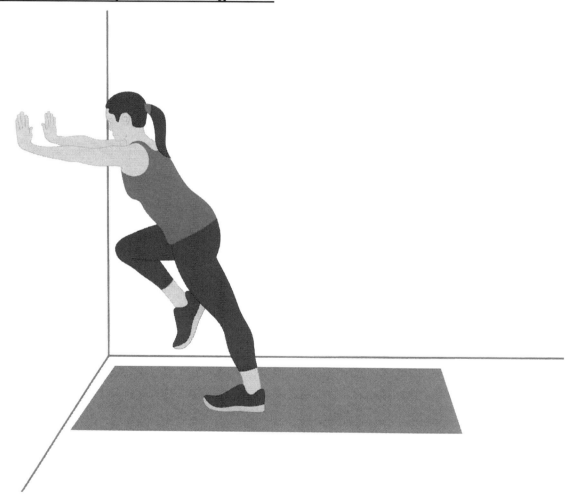

La planche murale avec repliement des genoux est une variante de la planche murale qui peut entraîner une perte de poids au niveau de plusieurs groupes musculaires, y compris les abdominaux, les bras et les jambes.

Ensemble recommandé : Trois séries de 10 à 12 répétitions.

Étape 1

Tenez-vous devant un mur et placez vos mains à plat sur le mur.

Étape 2

Reculez du mur jusqu'à ce que votre corps soit légèrement incliné par rapport au mur et que vos bras soient complètement tendus.

Étape 3

Contractez vos abdominaux et faites une pause brièvement.

Étape 4

Maintenant, amenez votre genou droit vers votre poitrine (pliez-le pendant que vous le levez).

Étape 5

Lorsque vous l'avez levé, maintenez cette position brièvement avant de revenir à la position de départ. Répétez le mouvement avec l'autre jambe.

- **Glissements des omoplates contre le mur**

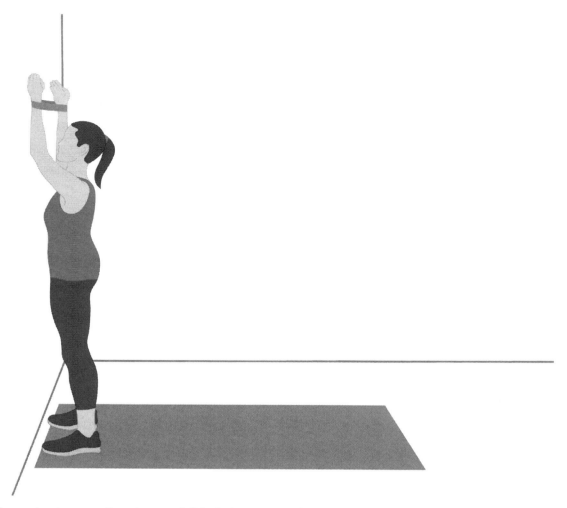

Cet exercice n'est pas directement lié à la perte de poids. Cependant, il améliore la posture, renforce le haut du dos et améliore les performances physiques.

Ensemble recommandé : 2 séries de 10 à 12 répétitions.

Étape 1

Tenez-vous à 15 centimètres du mur, les pieds écartés à la largeur des épaules et le dos contre le mur.

Étape 2

Gardez les bras à hauteur des épaules. Maintenant, pliez les coudes jusqu'à ce que vos doigts pointent vers le plafond.

Étape 3

Appuyez vos bras et vos coudes contre le mur. Gardez vos poignets alignés avec vos épaules.

Étape 4

Faites glisser lentement vos bras le long du mur, en veillant à garder vos épaules basses tout en alignant vos coudes avec vos poignets.

Étape 5

Faites une pause brièvement une fois que vos bras sont complètement étendus. Maintenant, faites-les glisser vers la position de départ.

Étape 6

Continuez. Concentrez-vous sur le maintien de vos épaules basses tout en contractant vos muscles abdominaux.

● **Expansion de la poitrine contre le mur**

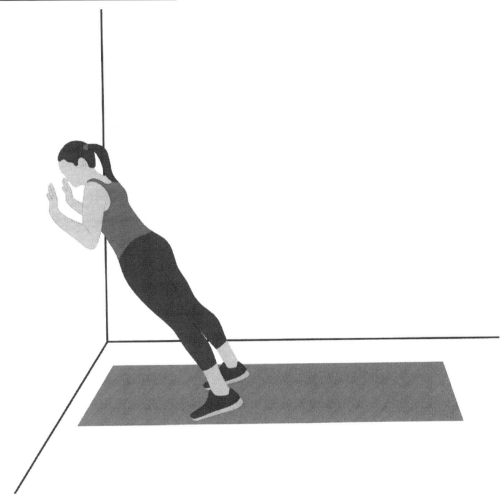

L'expansion de la poitrine contre le mur, comme vous l'avez deviné, cible les muscles abdominaux, entraînant une augmentation de la masse musculaire et une perte de graisse dans cette zone.

Ensembles recommandés : 3 séries de 10 à 15 répétitions.

Étape 1

Tenez-vous face à un mur, les pieds écartés à la largeur des hanches.

Étape 2

Placez vos paumes contre le mur. Elles doivent être à hauteur des épaules et légèrement plus écartées que la largeur des épaules.

Étape 3

Penchez-vous en avant vers le mur. Gardez votre corps droit pendant que vos coudes font face aux côtés.

Étape 4

Poussez votre poitrine contre le mur tout en contractant vos omoplates.

Étape 5

Maintenez la position pendant quelques secondes, puis continuez jusqu'à atteindre le nombre de répétitions recommandé.

Jour 4-6 : Introduction aux exercices avancés pour développer l'endurance.

JOUR 4

• Exercice de teaser contre le mur

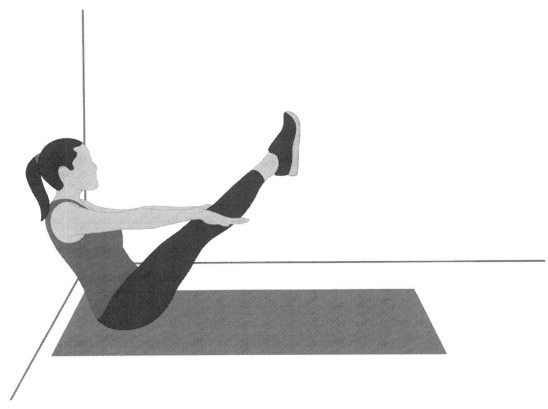

Le teaser contre le mur est un exercice de Pilates qui cible et renforce les muscles de la sangle abdominale, des bras et des jambes.

Série recommandée : 2 à 3 séries de 8 à 10 répétitions.

Étape 1

Allongez-vous sur le dos avec vos pieds touchant un mur.

Étape 2

En inspirant par l'arrière de vos côtes, expirez en tendant les mains vers vos genoux, soulevant votre cou et vos épaules.

Étape 3

Enroulez votre colonne vertébrale en étirant vos jambes.

Étape 4

Inspirez à nouveau au sommet du mouvement. En expirant, pliez vos genoux et déroulez chaque vertèbre pour revenir à la position de départ.

● **Squats sur une jambe contre le mur**

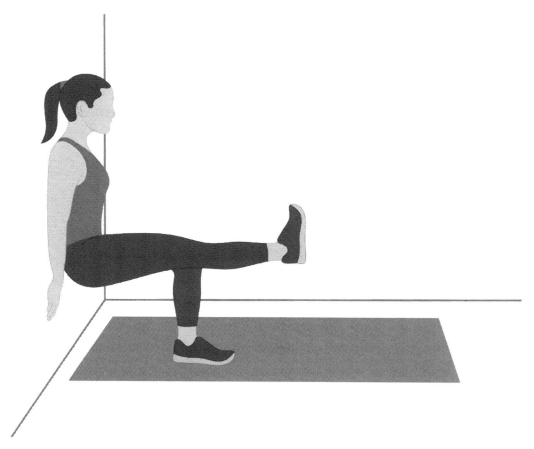

Cet exercice sans charge stimule plusieurs groupes musculaires, ce qui entraîne une augmentation du métabolisme.

Répétitions recommandées : 4 séries de 8 à 12 répétitions.

Étape 1

Dos au mur, pieds écartés de la largeur des hanches, pointez vos orteils vers l'avant.

Étape 2

Levez votre pied gauche du sol. Maintenant, étendez-le devant vous.

Étape 3

Abaissez votre corps vers le sol en maintenant fermement votre pied droit au sol pour supporter votre poids corporel. Vous pouvez le faire en pliant votre genou droit et en reculant votre hanche.

Étape 4

Vous devriez abaisser votre corps aussi près que possible du sol ou jusqu'à ce que votre cuisse droite soit parallèle.

Étape 5

Faites une pause pendant quelques secondes, puis poussez à nouveau à travers votre talon droit pour revenir à la position de départ.

Étape 6

Effectuez 2 séries avec une jambe avant de passer à l'autre.

● **Ciseaux muraux (Wall Jackknife)**

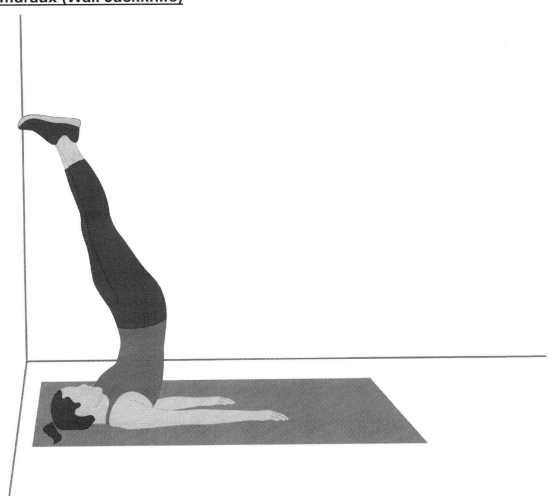

Les ciseaux muraux sont un peu difficiles. Cependant, ils sont très efficaces pour augmenter le rythme cardiaque et brûler les graisses.

Recommandé : 2 à 3 séries de 8 à 12 répétitions.

Étape 1

Allongez-vous sur le dos. Vos jambes doivent être droites et ensemble, vos pieds touchant le mur.

Étape 2

Laissez vos mains reposer sur le côté, paumes vers le bas. Soulevez vos jambes sans plier les genoux.

Étape 3

Expirez et soulevez vos hanches du sol. Levez vos jambes aussi haut que possible pour voir vos genoux au-dessus de votre nez.

Étape 4

Prenez une grande inspiration en déplaçant vos jambes à un angle de 60 degrés par rapport au sol. Maintenez pendant quelques secondes, en veillant à ce que vos hanches restent alignées.

Étape 5

Prenez une profonde inspiration et ramenez vos jambes à la verticale, vertèbre par vertèbre. Répétez le nombre souhaité de répétitions.

JOUR 5

● Cygne mural (Wall Swan)

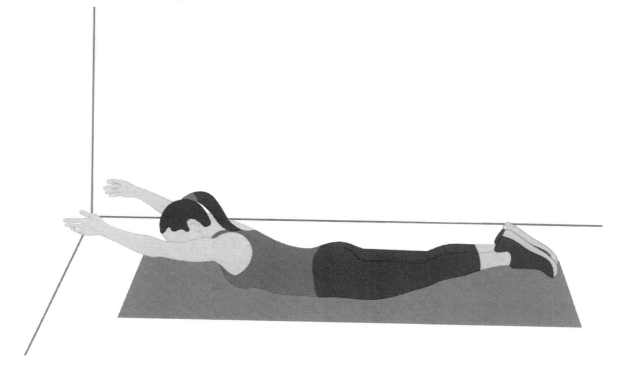

Le cygne mural est un excellent ajout à ce programme. C'est un exercice sans charge qui cible le haut du dos, la sangle abdominale et les épaules.

Répétitions recommandées : 3 à 4 séries de 8 à 12 répétitions.

Étape 1

Allongez-vous sur le ventre, les bras complètement étendus et les doigts touchant le mur.

Étape 2

Également, étendez vos jambes derrière vous.

Étape 3

Soulevez votre partie supérieure du corps en glissant vos mains le long du mur et en levant vos jambes autant que possible.

Étape 4

Revenez à la position de départ après une courte période de maintien, puis répétez.

• <u>**Poussée de jambe murale (Wall Leg Pull)**</u>

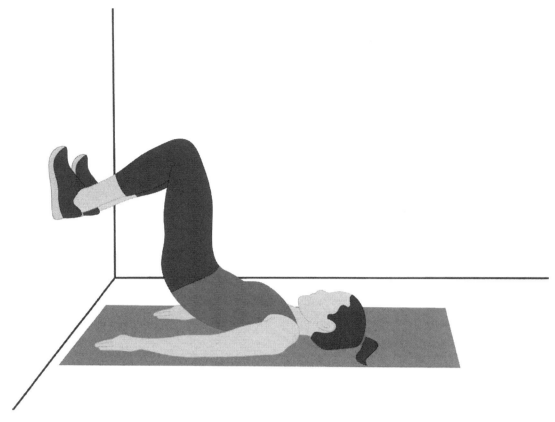

Cet exercice sans charge est difficile et cible les fessiers, les ischio-jambiers et la sangle abdominale, ce qui le rend pratique pour la perte de poids.

Série recommandée : 3 séries de 8 à 12 répétitions.

Étape 1

Allongez-vous sur le dos avec les bras le long du corps. Placez vos pieds contre le mur.

Étape 2

Appuyez vos pieds contre le mur tout en soulevant vos hanches. Cela devrait vous amener en position de pont.

Étape 3

Levez votre jambe du mur. Étendez-la droit vers le plafond.

Étape 4

Maintenant, abaissez lentement votre jambe gauche vers votre tête. Essayez de la garder aussi droite que possible.

Étape 5

Faites une pause pendant un instant. Ensuite, levez votre jambe vers le plafond en utilisant vos fessiers et vos ischio-jambiers.

Étape 6

Terminez un certain nombre de répétitions avant de passer à l'autre jambe.

JOUR 6

● **Équilibre mural (Wall Balance)**

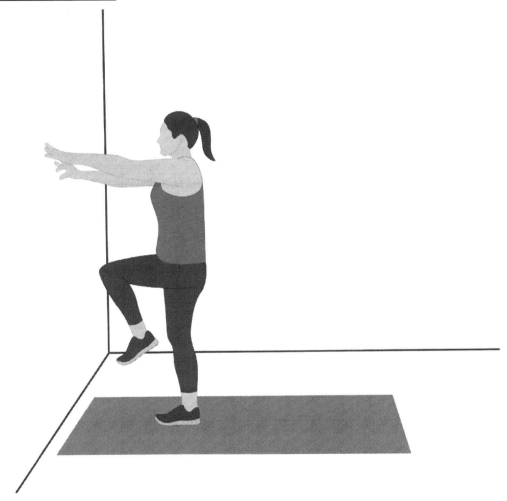

L'équilibre mural est un exercice avancé idéal pour la perte de poids car il sollicite les muscles des jambes, des fessiers et de la sangle abdominale.

Série recommandée : 3 à 4 séries de 30 à 60 secondes.

Étape 1

Tenez-vous face à un mur.

Étape 2

Placez vos mains sur le mur au niveau des épaules.

Étape 3

Soulevez votre pied droit du sol tout en vous équilibrant sur l'autre pied.

Étape 4

Maintenant, levez votre genou droit vers la région de votre poitrine. Gardez votre sangle abdominale engagée. Faites une pause pendant quelques secondeṡ.

Étape 5

Abaissez le pied en arrière et commencez à alterner entre les pieds.

● **Arabesque murale (Wall Arabesque)**

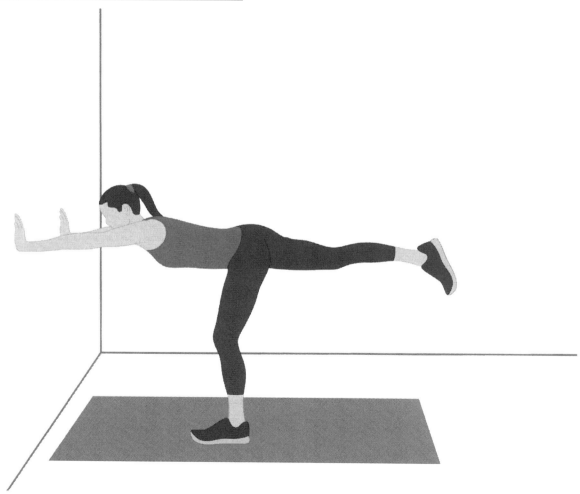

L'arabesque murale travaille les fessiers, les ischio-jambiers et la sangle abdominale, ce qui entraîne une activation musculaire accrue et une perte de graisse plus importante.

Série recommandée : 3 à 4 séries de 8 à 12 répétitions.

Étape 1

Tenez-vous face à un mur transparent et solide, les mains placées dessus à hauteur des épaules.

Étape 2

Levez votre pied droit du sol. Étendez-le derrière vous en gardant votre jambe droite.

Étape 3

En même temps, penchez-vous en avant au niveau des hanches en abaissant votre corps vers le sol. Gardez le dos plat et la sangle abdominale engagée pendant cette phase.

Étape 4

Faites une pause pendant quelques secondes. Maintenant, en utilisant vos fessiers et vos ischio-jambiers, ramenez votre jambe droite vers le mur pour revenir à la position de départ.

Étape 5

Faites de même avec votre jambe gauche et alternez entre vos jambes.

• <u>Équilibre mural (Wall Handstand)</u>

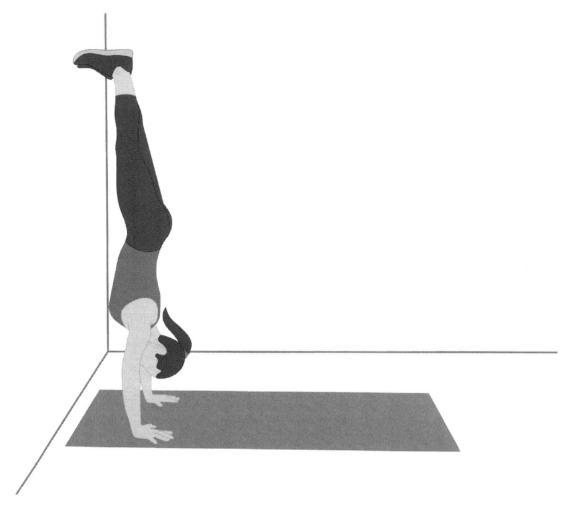

Cet exercice sans charge renforce le haut du corps, brûle des calories et favorise la perte de poids en ciblant le haut du corps et la sangle abdominale.

Série recommandée : 2 à 3 séries de 30 à 60 secondes.

Étape 1

Tenez-vous devant un mur solide capable de supporter votre poids (à une distance d'un bras environ).

Étape 2

Placez vos mains sur le sol, écartées de la largeur des épaules, les doigts pointant vers le mur.

Étape 3

Levez une jambe vers le mur tout en utilisant l'autre jambe pour vous propulser vers l'avant.

Étape 4

Une fois que ce pied repose fermement sur le mur, levez l'autre jambe pour le rejoindre.

Étape 5

Tendez vos bras tout en contractant votre sangle abdominale.

Étape 6

Concentrez-vous sur le maintien d'une bonne posture. Maintenez une ligne droite depuis vos poignets jusqu'à vos hanches, en gardant les pieds alignés.

Étape 7

Maintenez la position pendant 30 à 60 secondes avant de revenir lentement à la position de départ en abaissant une jambe à la fois.

JOUR 7 : JOUR DE REPOS

Aujourd'hui est un jour de repos ! Prenez le temps de vous détendre et félicitez-vous pour votre bon travail. Voici quelques idées :

- Offrez-vous une journée au spa pour vous ressourcer tant physiquement que mentalement.
- Passez du temps avec vos proches : famille, amis et animaux de compagnie.
- Allez au cinéma avec un groupe d'amis et regardez un film.
- Lisez un livre que vous avez toujours voulu lire.
- Reposez-vous bien la nuit pour recharger vos batteries en préparation de la prochaine étape.

Profitez de cette journée de repos pour prendre soin de vous et vous détendre. Vous l'avez bien mérité !

CHAPITRE 10

SEMAINE 2

Jour 8-10 : Exercices Plus Avancés pour Cibler le Haut du Corps et les Abdos

JOUR 8

- **Chutes de Genoux contre le Mur**

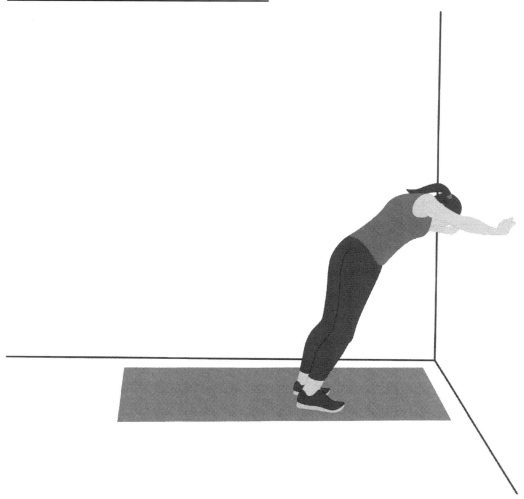

Cet exercice aide à perdre du poids en brûlant les graisses des jambes et des muscles fessiers.

Série recommandée : 3 séries de 10 à 15 répétitions

Étape 1

Placez-vous devant un mur. Tenez-vous les pieds écartés à la largeur des épaules et les mains sur le mur.

Étape 2

Contractez vos muscles abdominaux. Soulevez lentement un de vos pieds du sol.

Étape 3

Amenez votre talon vers vos fesses en pliant le genou.

Étape 4

Abaissez lentement votre pied tout en gardant le genou plié. Touchez le sol avec vos orteils en ramenant votre pied au sol.

Étape 5

Répétez pour la moitié requise, puis effectuez la série avec l'autre pied.

• <u>Escalade Murale avec Rotation</u>

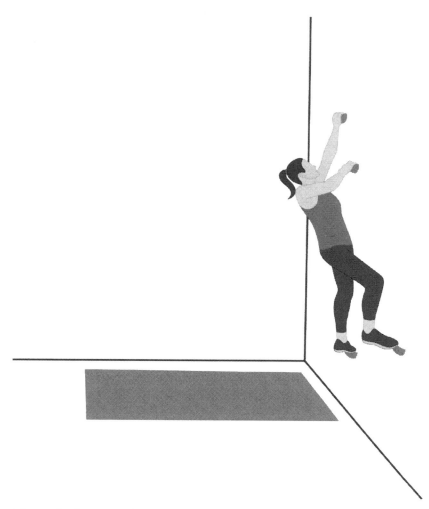

L'escalade murale avec rotation est un exercice de Pilates contre le mur qui favorise la perte de poids en sollicitant les muscles du haut du corps, tels que les abdominaux, les épaules et les bras.

Série recommandée : 3 séries de 10 à 12 répétitions

Étape 1

Tenez-vous à une distance d'un bras du mur, les pieds écartés.

Étape 2

Placez vos mains sur le mur.

Étape 3

Effectuez un mouvement d'escalade en soulevant une main à la fois et en montant vos pieds en même temps.

Étape 4

Une fois que vous êtes monté aussi haut que possible, faites une pause. Tournez votre torse d'un côté en étirant votre bras vers le plafond.

Étape 5

Maintenez cette position pendant quelques secondes en prenant de profondes respirations. Tournez votre torse de l'autre côté et étirez votre autre bras vers le plafond.

Étape 6

En utilisant le même mouvement, redescendez en escaladant et revenez à la position de départ. Continuez jusqu'au nombre de répétitions souhaité.

JOUR 9
● Pression en V contre le Mur

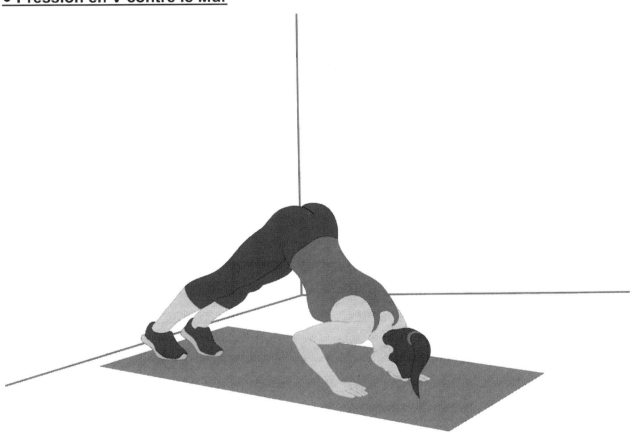

La pression en V contre le mur est un exercice au poids du corps qui augmente votre métabolisme en ciblant les épaules, les bras et les abdominaux.

Série recommandée : 2 à 3 séries de 10 à 12 répétitions.

Étape 1

Commencez en position de pompes. Vos mains doivent être posées sur le sol tandis que vos pieds se trouvent sur le mur.

Étape 2

Marchez lentement avec vos pieds vers le haut du mur. Assurez-vous que vos jambes restent droites. Arrêtez-vous lorsque vos hanches sont directement au-dessus de vos épaules.

Étape 3

Pliez vos coudes en abaissant votre tête vers le sol. Gardez vos jambes tendues avec vos talons toujours en contact avec le mur.

Étape 4

Poussez avec vos coudes pour revenir à la position de départ, en contractant vos abdominaux pendant le mouvement. Répétez.

• **Écart contre le Mur**

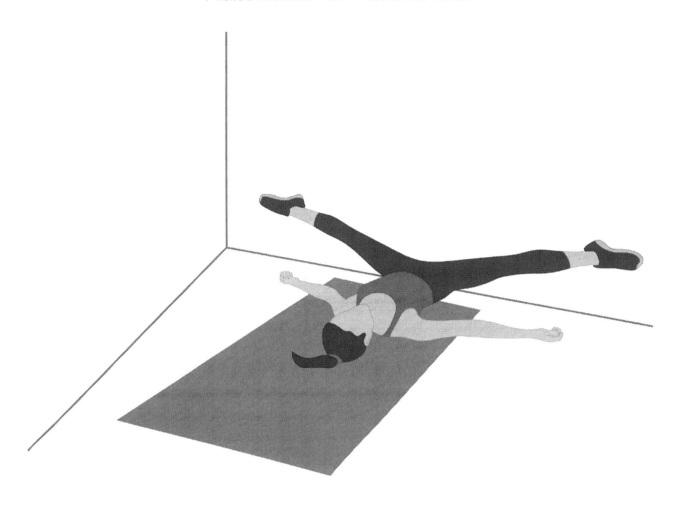

L'écart contre le mur travaille les abdominaux, les ischio-jambiers et les muscles internes des cuisses. Il est fortement recommandé pour les personnes qui souhaitent perdre du poids.

Série recommandée : 2 à 3 séries de 10 à 12 répétitions.

Étape 1

Allongez-vous sur le dos. Placez vos fesses contre le mur et étendez vos jambes dessus.

Étape 2

Écartez vos jambes largement. Écartez-les seulement autant que vous êtes à l'aise tout en reposant vos talons sur le mur.

Étape 3

Faites glisser lentement votre jambe le long du mur, en veillant à garder vos jambes tendues.

Étape 4

Poursuivez jusqu'à ressentir l'étirement des cuisses et des ischio-jambiers. Maintenez la position pendant un moment avant de faire glisser les pieds vers le haut. Répétez.

JOUR 10
● Vélo contre le Mur

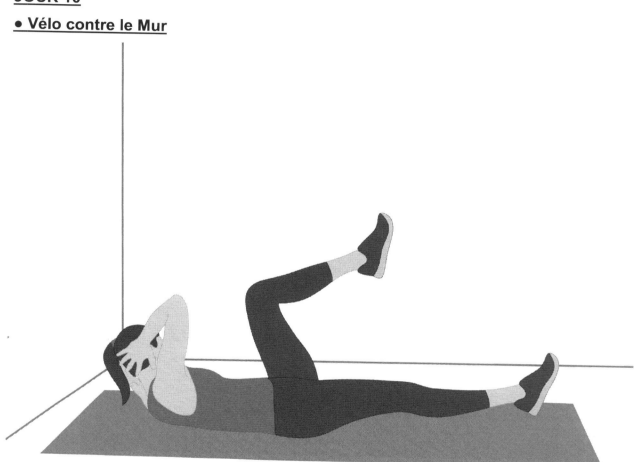

Le vélo contre le mur est un exercice de Pilates contre le mur qui vise spécifiquement les muscles abdominaux, en particulier les muscles obliques.

Série recommandée : 3 séries de 10 à 12 répétitions.

Étape 1

Allongez-vous sur le dos avec vos fesses contre le mur. Étendez vos jambes sur le mur.

Étape 2

Avec vos mains derrière la tête comme un coin, soulevez votre tête, votre cou et vos épaules du sol.

Étape 3

Votre genou droit doit être plié et amené vers votre poitrine. Tournez votre torse et amenez votre coude gauche vers votre genou droit.

Étape 4

Tendez votre jambe droite et pliez simultanément votre genou gauche. Comme précédemment, tournez votre torse pour amener votre coude droit vers votre genou gauche.

Étape 5

Continuez à alterner entre les jambes comme si vous pédaliez sur un vélo invisible.

• <u>Appui tête contre le Mur</u>

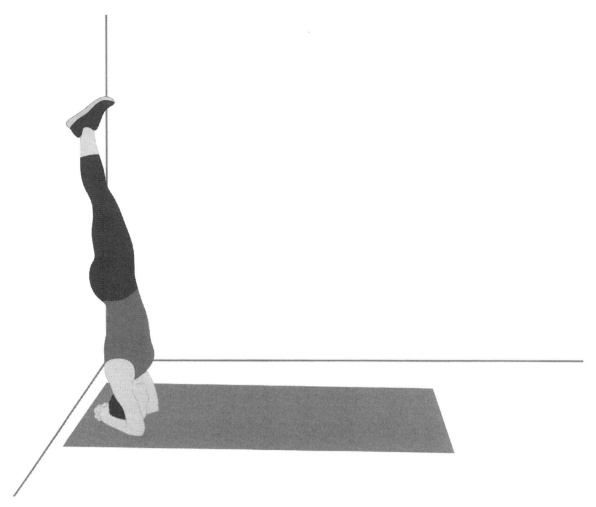

L'appui tête contre le mur est idéal pour améliorer l'équilibre et la stabilité tout en favorisant la perte de poids. Il cible les muscles abdominaux, les bras et les épaules.

Série recommandée : 2 à 3 séries de 30 à 60 secondes.

Étape 1

Mettez-vous à genoux sur le sol. Laissez vos avant-bras reposer sur le sol tout en vous tenant les mains.

Étape 2

Placez votre tête sur le sol entre vos mains. Gardez vos doigts entrelacés et vos coudes écartés.

Étape 3

Tendez vos jambes en marchant vos pieds vers votre tête. Assurez-vous que vos genoux sont toujours pliés.

Étape 4

Levez une jambe et amenez-la vers la zone de votre poitrine. À l'aide de l'autre jambe, poussez sur le sol et soulevez vos hanches vers le plafond.

Étape 5

Tendez les deux jambes et rapprochez vos pieds le plus possible de votre tête (vos hanches sont directement au-dessus de vos épaules).

Étape 6

Maintenez la position pendant 30 à 60 secondes. Maintenez l'équilibre en contractant vos abdominaux.

● **Pompes murales à un bras**

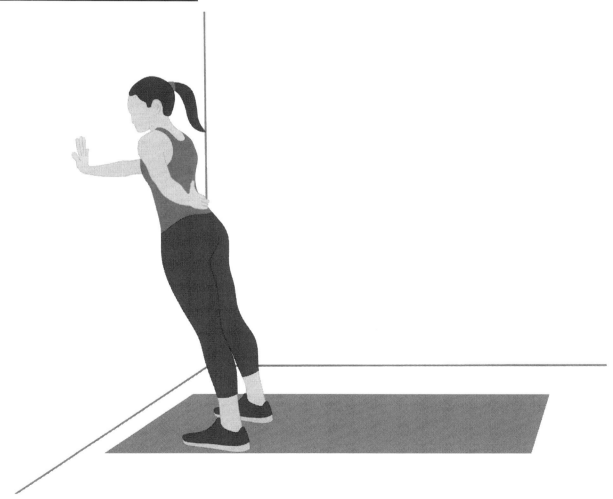

Les pompes unilatérales contre le mur sont des exercices de renforcement des abdominaux qui augmentent la masse musculaire dans des zones clés telles que la poitrine, les épaules et les bras.

Série recommandée : 3 séries de 8 à 12 répétitions.

Étape 1

Rapprochez-vous d'un mur solide à une distance d'environ la longueur de votre bras.

Étape 2

Placez votre main droite sur le mur. Votre main doit être à la hauteur des épaules, les doigts pointant vers le plafond.

Étape 3

Reculez légèrement en redressant votre corps. Vous devez vous pencher légèrement vers le mur.

Étape 4

Contractez vos abdominaux. Maintenez votre corps aligné de la tête aux pieds.

Étape 5

Pliez lentement votre coude droit en abaissant votre poitrine vers le mur.

Étape 6

Lorsque votre poitrine est à quelques centimètres du mur, arrêtez-vous, respirez profondément et repoussez-vous vers la position de départ.

Étape 7

Terminez la moitié du nombre de répétitions de chaque côté avant de changer.

JOUR 11

● Coups de pied latéraux contre le Mur

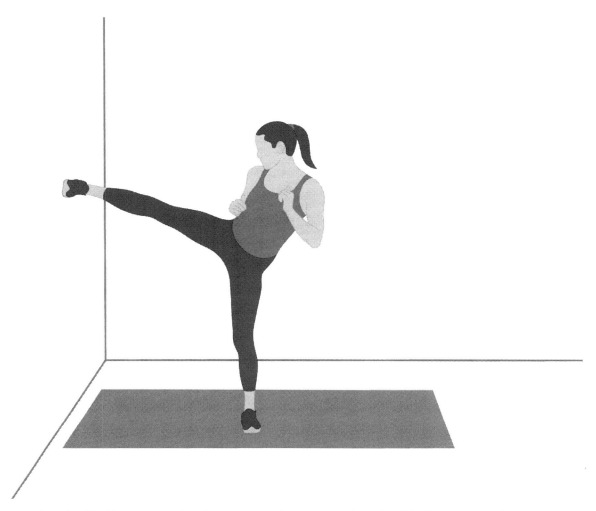

Les coups de pied latéraux contre le mur sont un exercice de Pilates contre le mur pour perdre du poids qui cible les muscles des jambes et des abdominaux, augmente le rythme cardiaque et brûle des calories.

Recommandé : 3 séries de 10 à 12 répétitions pour chaque jambe.

Étape 1

Tenez-vous face à un mur solide, les pieds écartés à la largeur des hanches.

Étape 2

Placez votre main sur le mur avec les doigts pointant vers le haut.

Étape 3

En contractant vos abdominaux, levez votre jambe droite sur le côté. Gardez-la droite et parallèle au sol.

Étape 4

Fléchissez votre pied en pointant vos orteils vers l'avant.

Étape 5

Maintenez pendant une courte période, puis abaissez lentement la jambe.

Étape 6

Faites de même avec l'autre jambe et alternez jusqu'à ce que la série soit terminée.

● **Squats latéraux contre le mur**

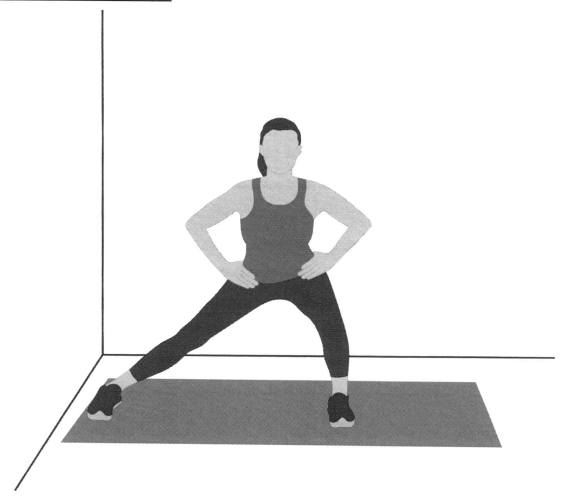

Les squats latéraux contre le mur sont une autre variation des exercices de squat ; ils travaillent sur les jambes, les fessiers et les abdominaux tout en augmentant le rythme cardiaque et en brûlant des calories.

Série recommandée : 3 séries de 10 à 12 répétitions.

Étape 1

Tenez-vous face à un mur dégagé et solide, les pieds écartés à la largeur des épaules.

Étape 2

Placez vos mains sur le mur. Elles doivent être à la hauteur des épaules avec les doigts écartés.

Étape 3

En contractant vos abdominaux, écartez votre pied droit sur le côté tandis que l'autre pied reste fermement ancré à sa position d'origine.

Étape 4

Maintenant, descendez en position de squat en pliant uniquement votre genou droit (gardez votre jambe gauche tendue).

Étape 5

Votre poitrine doit être relevée et vos épaules détendues. Votre cuisse doit être parallèle au sol pendant la descente.

Étape 6

Maintenez pendant quelques secondes avant de remonter en position de départ.

Étape 7

En suivant les mêmes étapes, répétez avec votre jambe gauche et continuez à alterner jusqu'au nombre de répétitions souhaité.

JOUR 12

- **Fentes latérales contre le mur**

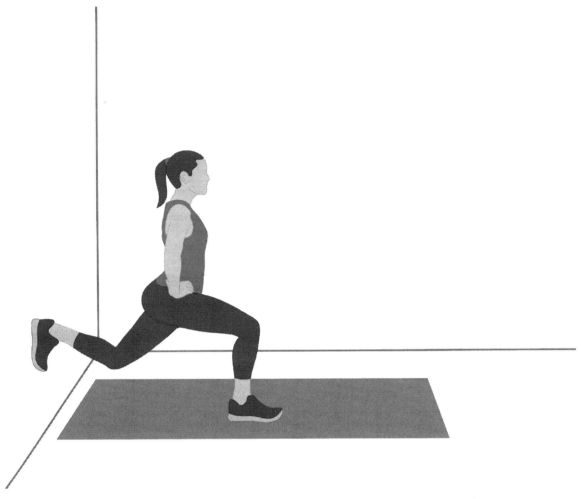

Cet exercice, bien qu'exigeant, est idéal pour tonifier les jambes, les fessiers et les abdominaux.

Série recommandée : 3 séries de 8 à 12 répétitions pour chaque jambe.

Étape 1

Face à un mur, placez vos paumes dessus avec les bras tendus et les doigts écartés.

Étape 2

Faites un grand pas en avant avec votre pied droit et placez la plante de votre pied gauche sur le mur.

Étape 3

Descendez en position de fente. Votre genou droit doit être fléchi.

Étape 4

Descendez jusqu'à ce que votre cuisse droite soit parallèle au sol, votre poitrine relevée et vos épaules détendues.

Étape 5

Maintenez pendant quelques secondes en prenant de grandes respirations. Revenez en position de départ.

Étape 6

Continuez avec votre jambe gauche et alternez.

● Élévations de jambes en planche contre le mur

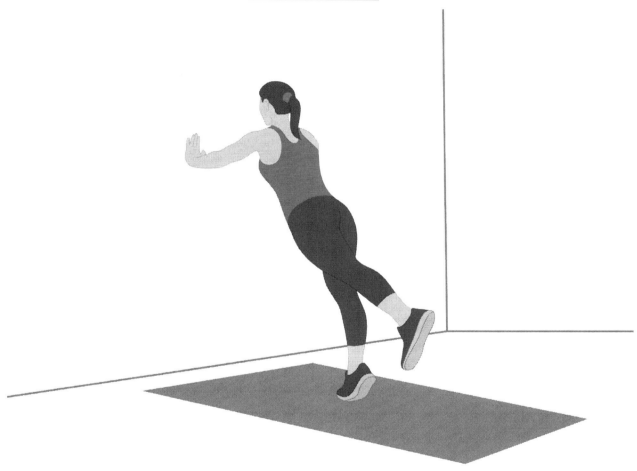

Les élévations de jambes en planche contre le mur permettent de perdre du poids dans plusieurs parties du corps, notamment au niveau de la ceinture abdominale, des bras et des jambes.

Série recommandée : 3 séries de 8 à 12 répétitions

Étape 1

Faites face à un mur avec les bras tendus et écartés à la largeur des épaules.

Étape 2

Penchez-vous en avant et placez vos paumes sur le mur. Reculez ensuite de quelques pas jusqu'à ce que votre corps forme une ligne droite de la tête aux talons.

Étape 3

En contractant vos abdominaux, soulevez votre jambe droite du sol. Gardez-la tendue.

Étape 4

Maintenez la position pendant un court instant avant de ramener progressivement la jambe au sol.

Étape 5

Poursuivez avec votre jambe gauche et alternez jusqu'à atteindre le nombre de répétitions souhaité.

JOUR 13

- **Élévations de jambes en V contre le mur**

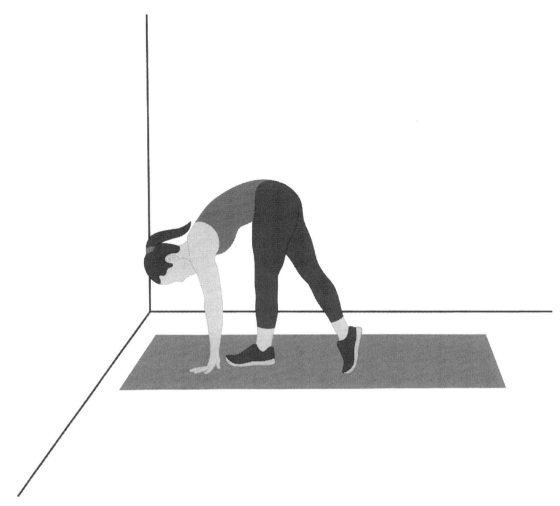

Les élévations de jambes en V contre le mur sont une variante des élévations classiques contre le mur, qui ciblent les abdominaux, les bras et les jambes, pour obtenir un corps plus tonique et plus élancé.

Série recommandée : 3 séries de 10 à 12 répétitions.

Étape 1

Tenez-vous face à un mur, les pieds écartés à la largeur des hanches, avec la paume de votre main fermement posée dessus.

Étape 2

Reculez vos pieds de quelques centimètres, de manière à former une ligne droite avec vos hanches relevées vers le plafond.

Étape 3

En contractant vos abdominaux, soulevez votre jambe droite du sol. Gardez-la tendue et élevez-la le plus haut possible.

Étape 4

Faites une pause brève avant de ramener votre jambe à la position de départ.

Étape 5

Continuez en alternant tout en répétant avec la jambe opposée.

● <u>Squats grenouille contre le mur</u>

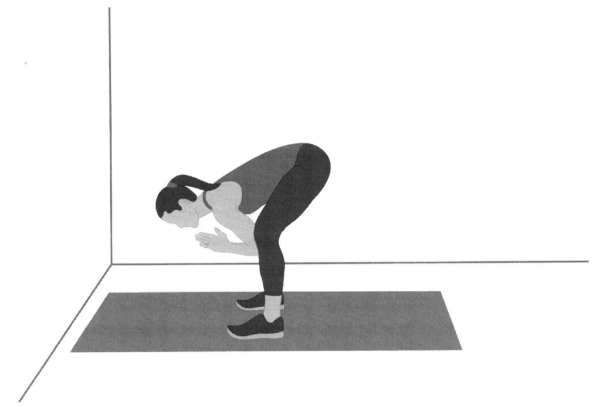

Les squats grenouille contre le mur sont un exercice de Pilates contre le mur d'intensité modérée qui augmente la fréquence cardiaque et brûle des calories en sollicitant les fessiers, les jambes et les muscles abdominaux.

Série recommandée : 2 à 3 séries de 10 à 15 répétitions.

Étape 1

Placez-vous devant un mur solide et placez vos mains dessus pour vous équilibrer.

Étape 2

Descendez en position de squat en pliant les genoux et en reculant les hanches.

Étape 3

Lorsque vous êtes en position de squat, ramenez vos coudes à l'intérieur de vos genoux. Maintenant, poussez-les vers l'extérieur pour intensifier l'étirement.

Étape 4

Maintenez la position pendant quelques secondes. Pour revenir en position debout, poussez à travers vos talons.

Étape 5

Répétez jusqu'à ce que vous ayez terminé toutes les séries.

● <u>Sauts ciseaux contre le mur</u>

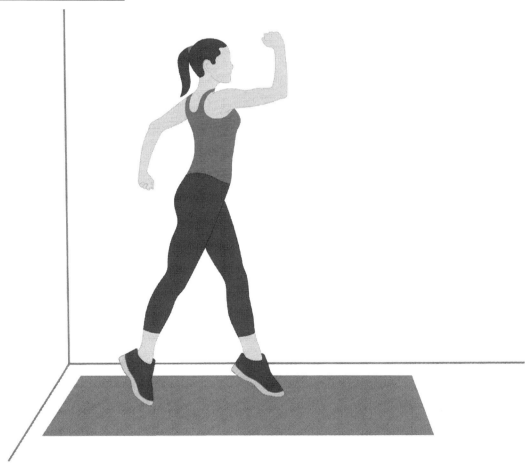

Les sauts ciseaux contre le mur sont un exercice très intense qui sollicite les muscles des jambes et des abdominaux tout en augmentant la fréquence cardiaque et en brûlant des calories.

Série recommandée : 2 à 3 séries de 10 à 12 répétitions.

Étape 1

En vous tenant face à un mur, placez vos mains dessus pour vous équilibrer.

Étape 2

Descendez en position de demi-squat.

Étape 3

Maintenant, décollez vos talons du sol en vous élevant le plus haut possible et amenez votre jambe droite vers l'avant et votre jambe gauche vers l'arrière.

Étape 4

En l'air, inversez les positions de vos jambes. Amenez la jambe droite vers l'arrière pendant que vous déplacez la jambe gauche vers l'avant.

Étape 5

Atterrissez en douceur en plaçant votre poids sur vos talons, en reprenant la position de squat.

Étape 6

Sautez à nouveau immédiatement, en changeant la position de vos jambes en l'air comme des ciseaux.

Étape 7

Poursuivez le nombre de répétitions recommandé.

Jour 14 : Jour de repos

Bravo ! Vous avez terminé la deuxième semaine du défi ! Prenez quelques secondes pour vous féliciter et vous donner une tape dans le dos ; peu de personnes ont réussi à aller aussi loin. Aujourd'hui encore, c'est un jour de repos. Voici quelques idées pour aujourd'hui :

● Faites une promenade tranquille dans la nature. Vous pouvez aller dans un parc, à la plage ou en forêt.

● Pratiquez du yoga doux ; cela aide à la relaxation et à la conscience du corps.

● Faites quelque chose de nouveau et d'aventureux : escalade, parachutisme, ski.

- Écoutez de la musique apaisante tout en vous faisant masser.
- SORTEZ ET AMUSEZ-VOUS AVEC DES AMIS.

Chapitre 11

Semaine 3

Jour 15-17 : Exercices avancés pour la force et la santé cardiovasculaire

JOUR 15

• Travail des pieds contre le mur

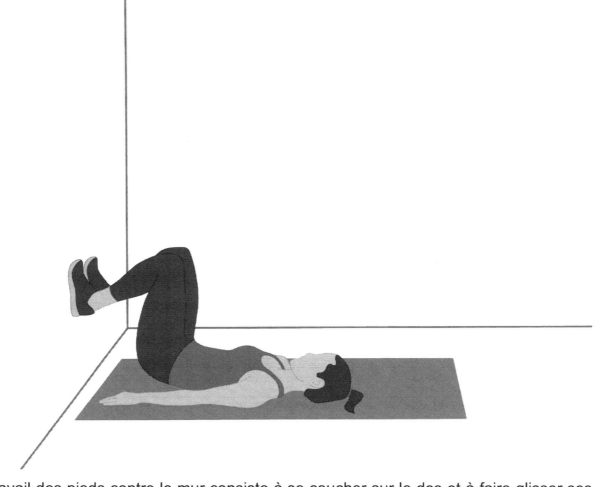

Le travail des pieds contre le mur consiste à se coucher sur le dos et à faire glisser ses pieds de haut en bas contre un mur. Il s'agit d'un exercice cardiovasculaire efficace qui augmente la fréquence cardiaque et favorise une combustion calorique plus importante.

Série recommandée : 3 à 4 séries de 10 à 15 répétitions.

Étape 1

Allongez-vous à plat contre un mur solide, les pieds relevés. Les genoux doivent être pliés à un angle de 90 degrés et les bras restent le long du corps.

Étape 2

Contractez les muscles fessiers et les muscles du bas du corps. Puis inspirez profondément et appuyez fermement vos pieds contre le mur.

Étape 3

Faites glisser lentement vos pieds le long du mur tout en expirant par la bouche. Tendez vos jambes autant que possible en évitant de soulever vos hanches du sol.

Étape 4

Poursuivez les mouvements de glissement pour la série recommandée. Essayez de maintenir vos abdominaux engagés tout au long de l'exercice.

Étape 5

Si vous souhaitez intensifier l'entraînement, soulevez une jambe du mur tout en la maintenant en l'air. Faites ensuite glisser l'autre jambe de haut en bas.

● **Pont d'épaules contre le mur**

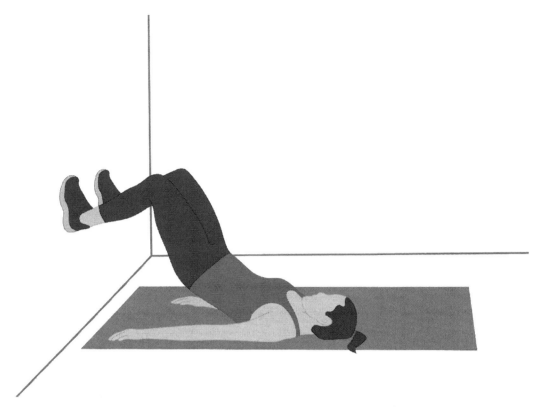

Le pont d'épaules contre le mur est un exercice de Pilates contre le mur conçu pour renforcer et tonifier les muscles du corps. Il consiste à lever les hanches contre un mur tout en étant allongé contre celui-ci, ce qui sollicite les fessiers, les ischio-jambiers et les muscles abdominaux.

Série recommandée : 3 à 4 séries de 10 à 15 répétitions.

Étape 1

Allongez-vous sur le dos face à un mur. Écartez vos jambes à la largeur des hanches et pliez-les à un angle de 90 degrés.

Étape 2

Les mains le long du corps, inspirez et appuyez vos pieds contre le mur. En faisant cela, contractez vos abdominaux et vos fessiers.

Étape 3

Soulevez vos hanches du sol en expirant, en veillant à maintenir vos pieds appuyés contre le mur avec les genoux pliés.

Étape 4

Faites une pause pendant quelques secondes. Inspirez et contractez vos fessiers et vos ischio-jambiers.

Étape 5

Expirez et abaissez lentement vos hanches jusqu'au sol.

Étape 6

Assurez-vous que vos pieds restent appuyés contre le mur tout au long de l'exercice. Répétez ces étapes jusqu'à ce que la série requise soit terminée.

Étape 7

Pour une version plus intense de cet entraînement, soulevez une jambe du mur et maintenez-la en l'air tout en effectuant le mouvement de levée et d'abaissement avec une seule jambe avant de passer à l'autre.

● **Torsion contre le mur**

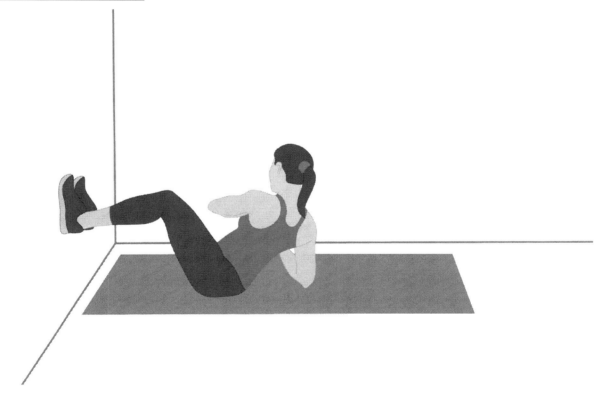

Pour cet exercice, vous devez vous allonger sur le dos avec les pieds contre un mur tout en tordant votre torse. Il favorise la perte de poids potentielle en sollicitant les muscles de la sangle abdominale et en brûlant des calories de manière significative.

Série recommandée : 3 à 4 séries de 10 à 15 répétitions.

Étape 1

Allongez-vous sur le dos avec les jambes tendues vers le mur.

Étape 2

Les mains le long du corps, pliez les genoux à un angle de 90 degrés.

Étape 3

Prenez une profonde inspiration et appuyez vos pieds contre le mur. Contractez les muscles de la partie inférieure de votre corps.

Étape 4

Expirez, puis soulevez la tête et les épaules du sol en contractant vos abdominaux.

Étape 5

En inspirant, tournez votre torse vers la droite. Ensuite, levez votre coude gauche en le rapprochant de l'autre coude.

Étape 6

En expirant, revenez au centre ou à la position de départ. Abaissez votre tête et vos épaules au sol.

Étape 7

Prenez une profonde respiration, tournez votre torse vers la gauche et amenez votre coude droit vers votre genou gauche.

Étape 8

Pour revenir à la position d'expiration, expirez et ramenez votre torse à la position de départ. Abaissez à nouveau votre tête et vos épaules.

Étape 9

Répétez ce mouvement le nombre de fois recommandé. Maintenez vos pieds appuyés contre le mur tout en contractant vos abdominaux.

JOUR 16

● Extension du dos contre le mur

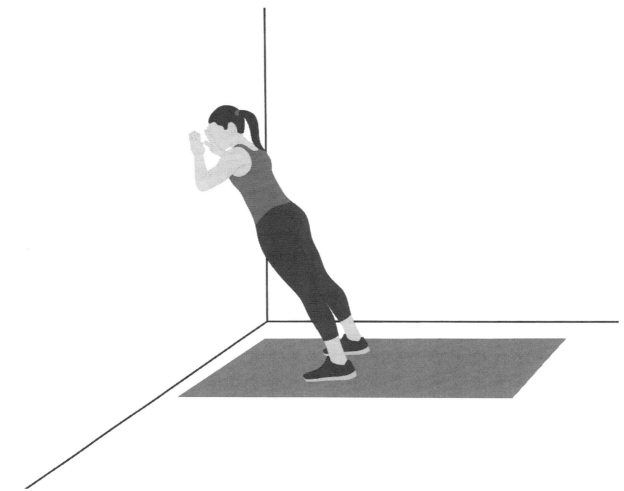

L'extension du dos contre le mur aide à renforcer et tonifier les muscles du dos, augmente la fréquence cardiaque et favorise une combustion plus rapide des calories. Pour le faire, le pratiquant doit se coucher sur le ventre, étendre son dos et appuyer ses mains contre un mur.

Série recommandée : 3 à 4 séries de 10 à 15 répétitions.

Étape 1

Faites face à un mur. Placez vos mains à hauteur des épaules.

Étape 2

Reculez de quelques pas jusqu'à ce que votre corps forme un angle de 45 degrés par rapport au mur, les bras et les jambes entièrement tendus.

Étape 3

Prenez une profonde respiration ; contractez les muscles de votre dos.

Étape 4

Expirez lentement, pliez les coudes. Amenez maintenant votre poitrine vers le mur.

Étape 5

En inspirant, maintenez la position pendant quelques secondes. N'oubliez pas de contracter les muscles de votre dos.

Étape 6

Redressez lentement vos bras en expirant et revenez à la position d'origine.

Étape 7

Continuez le mouvement pour le nombre de séries recommandé. Assurez-vous de contracter les muscles de votre dos et vos abdominaux tout au long de l'exercice.

● **Grenouille murale**

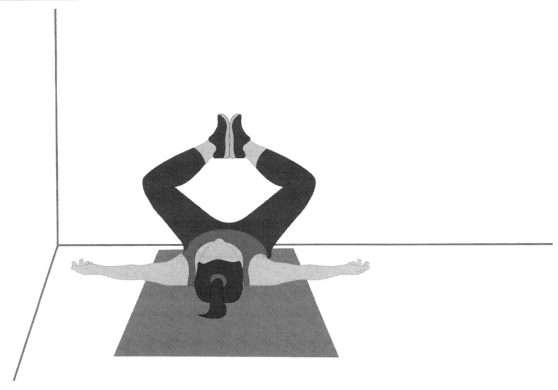

La grenouille murale est un exercice de Pilates contre un mur qui fait augmenter la fréquence cardiaque et favorise la combustion des calories. Il consiste à se positionner en fente sur le dos avec les pieds contre un mur pour étirer l'intérieur des cuisses et solliciter les muscles abdominaux.

Ensemble recommandé : 3 à 4 séries de 10 à 15 répétitions.

Étape 1

Allongez-vous sur le dos près d'un mur de manière à ce que vos fesses touchent le mur. Placez vos pieds contre le mur ; gardez-les détendus de sorte que les plantes de vos pieds soient tournées vers le haut.

Étape 2

Faites glisser lentement vos pieds le long du mur. Laissez vos genoux tomber sur les côtés. Faites cela jusqu'à ressentir un étirement de l'intérieur des cuisses.

Étape 3

Contractez vos muscles abdominaux en inspirant profondément.

Étape 4

En expirant, appuyez doucement vos genoux contre le mur en sollicitant les muscles de l'intérieur des cuisses.

Étape 5

Maintenez cette position pendant quelques secondes, inspirez et contractez à nouveau vos muscles abdominaux et de l'intérieur des cuisses.

Étape 6

Faites glisser vos pieds de nouveau vers le haut du mur en expirant. Ramenez ensuite vos genoux à la position de départ.

Étape 7

Continuez pour le nombre de répétitions souhaité.

• V haut contre le mur

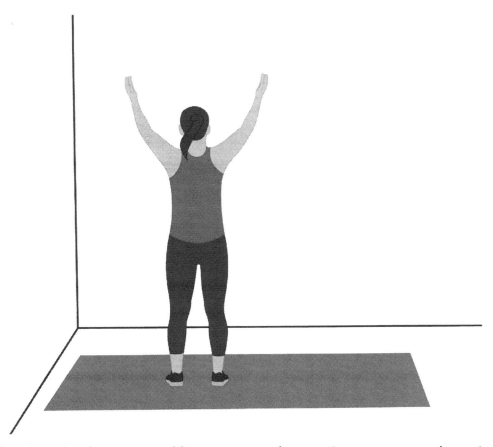

Pour effectuer le V haut contre le mur, positionnez-vous dos contre un mur en levant vos bras au-dessus de votre tête pour former un "V". C'est un exercice cardiovasculaire qui augmente la fréquence cardiaque et favorise la perte de poids.

Ensemble recommandé : 3 à 4 séries de 10 à 15 répétitions.

Étape 1

Tenez-vous face à un mur solide. Vos pieds doivent être écartés de la largeur des hanches, tandis que vos bras reposent le long du corps.

Étape 2

Inspirez et contractez vos muscles abdominaux.

Étape 3

En expirant, levez vos mains au-dessus de votre tête pour former un "V" avec le reste de votre corps.

Étape 4

Continuez à contracter vos muscles abdominaux. Inspirez et maintenez cette position pendant quelques secondes.

Étape 5

En expirant, abaissez lentement vos bras le long des côtés.

Étape 6

Poursuivez ce mouvement jusqu'à atteindre le nombre de répétitions suggéré. Vous pouvez augmenter l'intensité de cet exercice en tenant un poids léger dans chaque main pendant la levée.

Jour 18-20 : Exercices à intensité accrue pour une combustion plus importante de calories

<u>JOUR 18</u>

● <u>Squats muraux avec pression au-dessus de la tête</u>

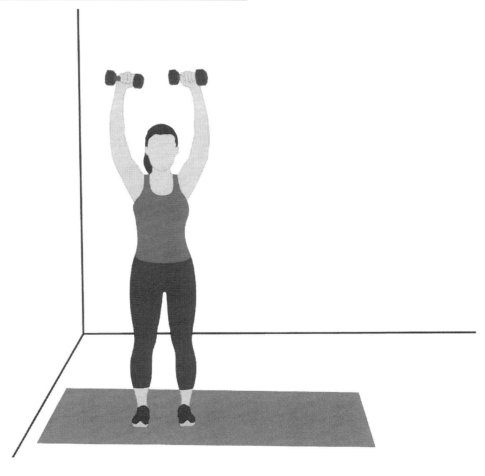

Cet exercice composé cible plusieurs groupes musculaires, notamment les jambes, les fessiers, les épaules et les bras. Étant donné qu'il sollicite plusieurs groupes musculaires, il s'agit d'un entraînement à haute intensité qui augmente la combustion des calories.

Ensemble recommandé : 4 séries de 10 à 15 répétitions.

Étape 1

Tenez-vous face à un mur solide. Écartez vos pieds à la largeur des hanches, les orteils pointant vers l'avant.

Étape 2

Tenez un haltère dans les deux mains. Soulevez maintenant vos bras jusqu'à la hauteur des épaules, en veillant toutefois à garder vos épaules fléchies.

Étape 3

Avec vos pieds à environ deux pieds du mur, penchez-vous contre le mur en gardant votre dos plaqué contre celui-ci.

Étape 4

En inspirant, abaissez-vous en position de squat. Gardez vos genoux au-dessus de vos chevilles en déplaçant votre poids vers vos talons.

Étape 5

En expirant, pressez les haltères au-dessus de votre tête. Faites cela jusqu'à ce que vos bras soient complètement tendus.

Étape 6

Prenez une profonde inspiration en abaissant lentement les haltères jusqu'à la hauteur des épaules.

Étape 7

Expirez en vous poussant pour revenir à votre position initiale. Répétez ce mouvement de squat et de pression au-dessus de la tête pour le nombre de répétitions recommandé.

● **Pompes murales avec planche latérale**

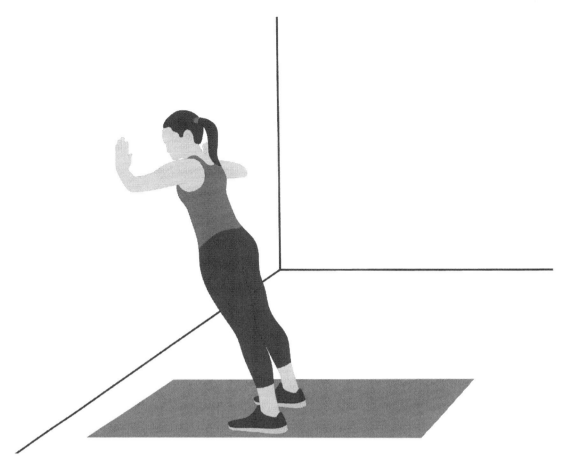

Les pompes murales avec planche latérale sont un exercice combiné qui cible différents groupes musculaires, notamment la poitrine, les épaules, les triceps et les muscles abdominaux.

Ensemble recommandé : 4 séries de 8 à 12 répétitions.

Étape 1

Tenez-vous devant un mur transparent. Placez vos mains sur le mur de manière à ce qu'elles soient plus larges que la largeur des épaules.

Étape 2

Reculez de quelques pas afin que votre corps forme une ligne droite de la tête aux talons.

Étape 3

Prenez une profonde inspiration tout en pliant les coudes et en abaissant votre poitrine vers le mur (comme si vous faisiez des pompes).

Étape 4

Si vous faites des pompes, expirez et revenez à la position de départ.

Étape 5

Une fois que vous atteignez le sommet de la position de pompes, déplacez votre poids sur votre main gauche. Tournez ensuite votre corps vers la gauche et levez votre main droite vers le plafond.

Étape 6

Maintenez cette position de planche pendant quelques secondes avant de revenir à la position de départ.

Étape 7

Répétez le même mouvement, mais cette fois, déplacez votre poids sur la main droite.

Étape 8

Alternez entre les côtés pour le nombre de répétitions recommandé.

• Lancers de balle murale

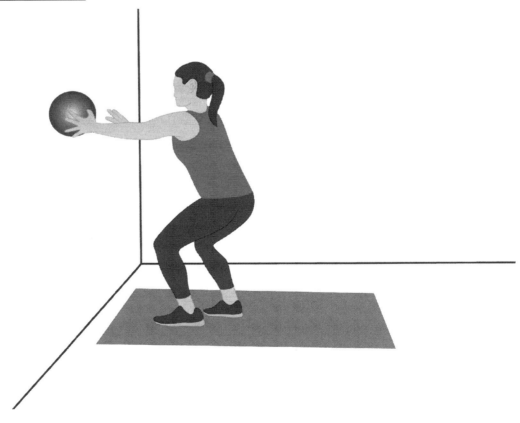

Les lancers de balle murale sont un exercice complet qui cible les jambes, les abdominaux, le dos, les épaules et les bras, favorisant la combustion des calories et la perte de poids.

Ensemble recommandé : 4 séries de 10 à 15 répétitions.

Étape 1

Tenez-vous à une distance d'un bras du mur. Gardez les genoux légèrement fléchis et les pieds écartés à la largeur des épaules.

Étape 2

Tenez une balle médicinale ou lestée des deux mains au niveau de la poitrine.

Étape 3

Inspirez et squattez. Maintenez le dos droit et les abdominaux contractés.

Étape 4

Expirez et poussez à travers vos talons pour vous lever de manière explosive. Simultanément, lancez la balle vers le mur au niveau de la poitrine.

Étape 5

Attrapez la balle lorsqu'elle rebondit sur le mur et répétez le lancer pour le nombre de répétitions recommandé.

JOUR 19

● Fentes murales avec curl de biceps

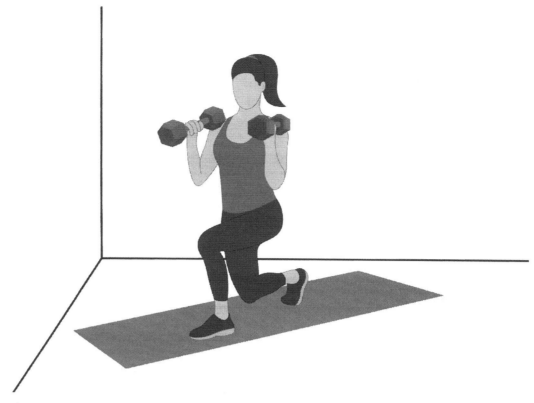

Les fentes murales avec curl de biceps sont un exercice efficace pour la perte de poids. Il sollicite plusieurs groupes musculaires, des jambes aux fessiers, aux biceps et aux abdominaux.

Ensemble recommandé : 3 à 4 séries de 12 à 15 répétitions.

Étape 1

Avec les pieds écartés à la largeur des hanches, tenez-vous face au mur. Gardez le bras le long du corps en tenant une paire d'haltères.

Étape 2

Placez votre pied gauche environ 60 cm devant votre pied droit.

Étape 3

Reposez votre pied droit sur le mur derrière vous.

Étape 4

Prenez une profonde inspiration pendant que vous fléchissez votre genou gauche en effectuant une fente. Pliez votre genou gauche à un angle de 90 degrés. Veillez à garder le haut du corps droit avec votre talon droit contre le mur.

Étape 5

Expirez. Ensuite, remontez les haltères vers vos épaules tout en gardant les coudes près du corps.

Étape 6

Prenez une profonde inspiration. Ensuite, abaissez les haltères le long de vos côtés.

Étape 7

En vous poussant avec votre pied gauche, revenez à la position de départ en expirant.

Étape 8

Répétez les mouvements pour la moitié de l'ensemble. Ensuite, passez à la jambe droite en effectuant le nombre recommandé d'ensembles.

● **Planche murale avec mouvement de genou**

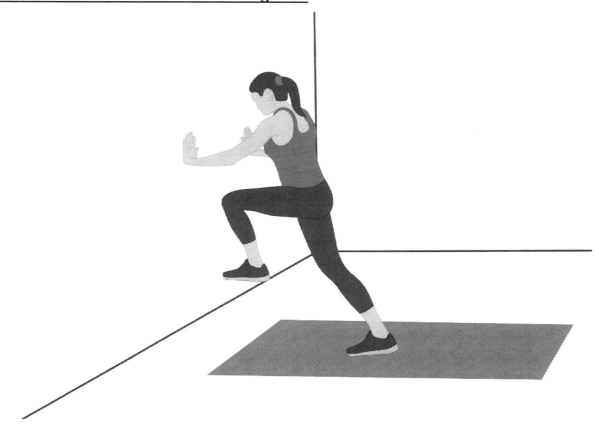

Cet exercice stimulant sollicite les muscles profonds des abdominaux, des épaules et des fessiers, renforçant et tonifiant ces groupes musculaires.

Ensemble recommandé : 3 à 4 séries de 10 à 12 répétitions.

Étape 1

Placez-vous devant un mur et posez vos mains dessus, en les écartant à la largeur des épaules.

Étape 2

Reculez vos pieds de quelques pas pour adopter une position de planche. Vos bras et vos jambes doivent être complètement tendus, votre corps formant une ligne droite de la tête aux talons.

Étape 3

En contractant les muscles de votre abdomen, maintenez vos hanches alignées avec vos épaules.

Étape 4

Expirez et amenez votre genou droit vers votre poitrine. Votre jambe gauche doit rester tendue, votre corps formant une ligne droite.

Étape 5

Inspirez. Maintenant, ramenez votre jambe droite en position initiale.

Étape 6

Terminez la moitié de l'ensemble sur une jambe avant de passer à l'autre.

JOUR 20

● **Lancers de balle murale**

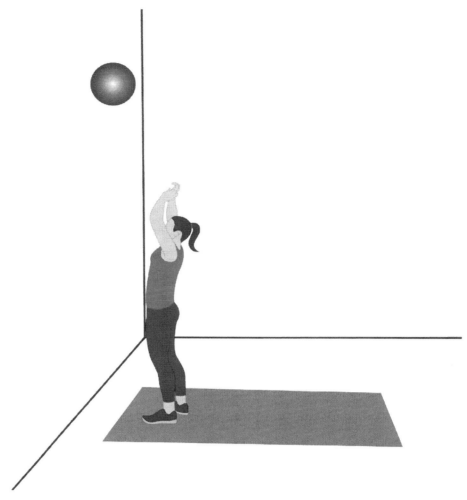

Cet exercice à haute tension favorise la perte de poids en sollicitant tous les muscles du corps, y compris les jambes, les bras et les muscles abdominaux.

Ensemble recommandé : 3 à 4 séries de 10 à 12 répétitions.

Étape 1

Placez vos pieds à la largeur des épaules et tenez-vous devant un mur.

Étape 2

Tenez une balle médicinale au niveau de la poitrine.

Étape 3

Contractez vos muscles abdominaux. Maintenant, soulevez la balle médicinale au-dessus de votre tête et atteignez le mur.

Étape 4

Visez un point au-dessus de votre tête et lancez la balle avec force pour qu'elle rebondisse sur le mur.

Étape 5

Lorsque la balle rebondit, attrapez-la immédiatement et adoptez une position de squat.

Étape 6

Sortez du squat, revenez en position debout et lancez à nouveau la balle au-dessus de votre tête en la projetant violemment contre le mur. Continuez à répéter ces mouvements.

● **Pompes murales avec Tapotement des Épaules**

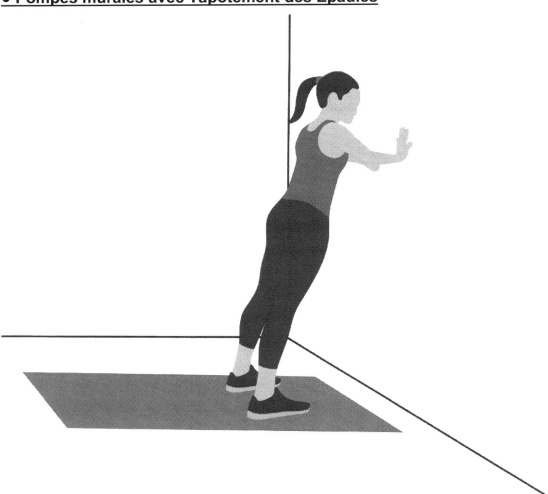

Les pompes murales avec tapotement des épaules sont un exercice composé. Ils favorisent la perte de poids en sollicitant les muscles de la poitrine, des triceps, des épaules et des muscles abdominaux.

Série recommandée : 4 séries de 10 à 12 répétitions.

Étape 1

Placez-vous devant un mur.

Étape 2

Tendez les bras devant vous à la hauteur des épaules. Placez-les sur le mur, à la largeur des épaules.

Étape 3

Reculez de quelques pas, votre corps est incliné par rapport au mur et vos mains sont complètement étendues.

Étape 4

De la tête aux pieds, assurez-vous que vos abdominaux sont contractés et que votre corps est droit.

Étape 5

Abaissez-vous vers le mur. Pliez les coudes jusqu'à ce que votre nez soit très proche du mur.

Étape 6

Repoussez votre corps vers la position de départ. Une fois cela fait, levez une main et tapez sur l'épaule opposée.

Étape 7

Revenez au mur, effectuez une autre pompes et tapez sur l'autre épaule en revenant à la position de départ. Alternez entre les épaules.

● **Squats muraux avec Tenue en Position Levée**

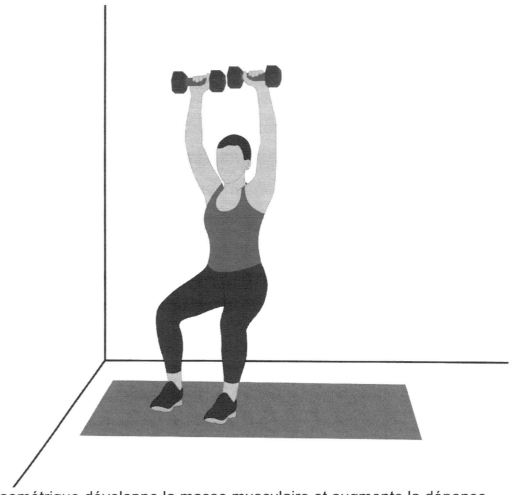

Cet exercice isométrique développe la masse musculaire et augmente la dépense calorique en sollicitant les quadriceps, les fessiers et les muscles abdominaux.

Série recommandée : Maintenez la position pendant 30 à 60 secondes, répétez pendant 3 à 4 séries avec 30 à 60 secondes de repos entre chaque série.

Étape 1
Tenez-vous le dos contre un mur.
Étape 2
Gardez les pieds écartés à la largeur des épaules et à environ 60 centimètres du mur.
Étape 3
Maintenant, baissez progressivement votre dos contre le mur. Gardez le dos droit tout en pliant les genoux de manière à ce que vos cuisses soient parallèles au sol.

Étape 4

Faites une pause de quelques secondes. Assurez-vous que vos genoux sont directement au-dessus de vos chevilles.

Étape 5

Levez les bras au-dessus de la tête et maintenez-les tendus.

Étape 6

Gardez les coudes verrouillés, les abdominaux contractés et le dos plaqué contre le mur.

Étape 7

Faites une pause de 30 à 60 secondes en remontant lentement à la position de départ. Répétez.

JOUR 21 : JOUR DE REPOS

Vous êtes presque arrivé à la marque des 30 jours ! Félicitations si vous êtes arrivé jusqu'ici ; vous êtes à quelques pas seulement de réaliser vos objectifs. Bien que vous soyez peut-être pressé de passer aux prochains exercices, aujourd'hui est un jour de repos et vous devez prendre la journée pour permettre à vos muscles de récupérer. Sur cette note, voici quelques idées pour le jour de repos : jour 21 ;

• Faites une promenade dans le quartier ou au parc en admirant le paysage.

• Faites des étirements légers et du yoga.

• Prenez un bain chaud dans un jacuzzi.

• Notez quelques choses pour lesquelles vous êtes reconnaissant et pratiquez la gratitude.

• Dormez suffisamment.

• Regardez-vous dans le miroir et faites-vous un compliment agréable.

CHAPITRE 12

SEMAINE 4

Jour 22-24 : Combinaison d'exercices pour un entraînement complet du corps

JOUR 22

● **Enroulement du mur avec extension des jambes**

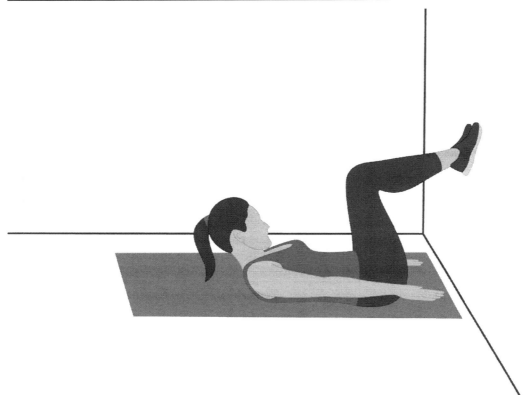

L'enroulement du mur avec extension des jambes est un exercice complet du corps qui consiste à se redresser à partir d'une position couchée contre un mur tout en étendant les jambes.

Série recommandée : 3 séries de 10 à 12 répétitions.

Étape 1

Allongez-vous sur le dos en étirant vos jambes contre un mur.

Étape 2

Les paumes vers le bas, placez vos bras sur le sol à côté de vos hanches.

Étape 3

Levez vos hanches et vos jambes du sol, inspirez, et enroulez votre colonne vertébrale du sol une vertèbre à la fois.

Étape 4

Expirez et continuez à vous redresser jusqu'à ce que vous soyez assis bien droit. Assurez-vous que vos jambes sont toujours étendues contre le mur.

Étape 5

Plus lentement, abaissez votre colonne vertébrale jusqu'au sol en inspirant. Faites cela une vertèbre à la fois pendant que vous abaissez vos jambes le long du mur.

Étape 6

Une fois que vous êtes revenu complètement à la position de départ, répétez l'exercice jusqu'à ce que vous ayez accompli la série recommandée.

● **Pompes murales avec genoux pliés**

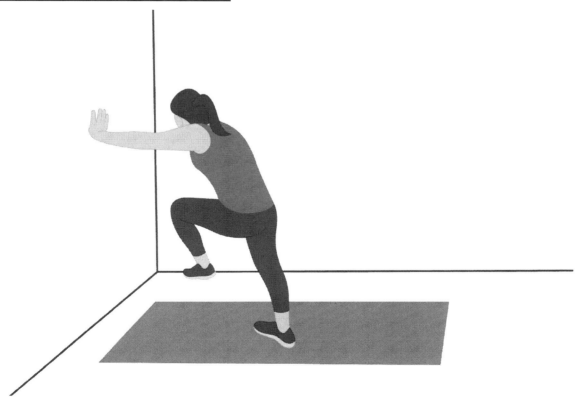

Cet exercice complet du corps combine des mouvements de poussée du haut du corps avec des genoux pliés du bas du corps.

Série recommandée : 4 séries de 10 à 15 répétitions.

Étape 1

Placez vos mains sur le mur en vous tenant devant lui. Assurez-vous que les bras sont tendus.

Étape 2

Reculez un peu vos pieds pour que votre corps forme une ligne droite avec le mur.

Étape 3

Pliez les coudes en abaissant lentement votre poitrine vers le mur. Contractez vos abdominaux avec le dos droit.

Étape 4

Poussez loin du mur en tendant les bras et revenez à la position de départ.

Étape 5

Levez un de vos genoux vers votre poitrine. Gardez le pied hors du sol et inspirez.

Étape 6

Expirez en étendant vos jambes pour revenir à la position de départ.

Étape 7

Continuez avec les pompes et levez l'autre genou vers votre poitrine à la prochaine répétition.

• **Squat mural avec extension des bras**

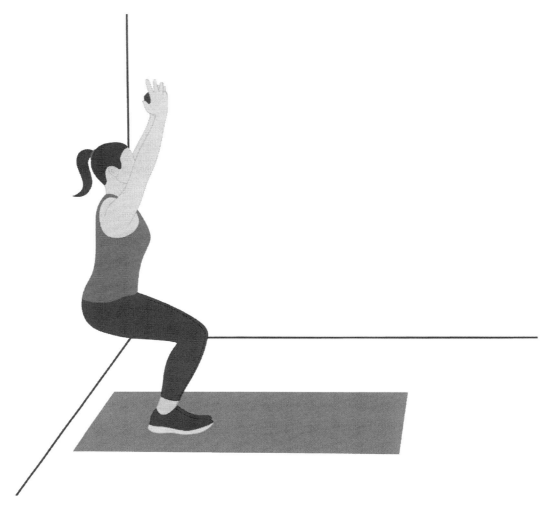

Le squat mural avec extension des bras est un entraînement intensif où vous descendez en position de squat tout en étendant vos bras au-dessus de votre tête en vous appuyant contre un mur.

Série recommandée : 4 séries de 10 à 12 répétitions.

Étape 1

Tenez-vous le dos contre un mur.

Étape 2

Gardez les pieds écartés à la largeur des épaules en faisant face au mur, avec les genoux pliés à un angle de 90 degrés.

Étape 3

Assurez-vous que vos cuisses sont parallèles au sol tout en contractant vos abdominaux et en gardant le dos plaqué contre le mur.

Étape 4

Levez les bras vers le plafond, paumes tournées l'une vers l'autre.

Étape 5

Maintenez la position de squat pendant quelques secondes avec les bras tendus vers le plafond. Gardez les épaules basses et le cou allongé.

Étape 6

Tenez un petit haltère dans chaque main pendant l'entraînement pour augmenter l'intensité. Maintenez pendant quelques secondes avant de ramener vos bras vers le bas. Continuez ce mouvement pour la série recommandée.

JOUR 23

● Pont mural avec cercle de jambe

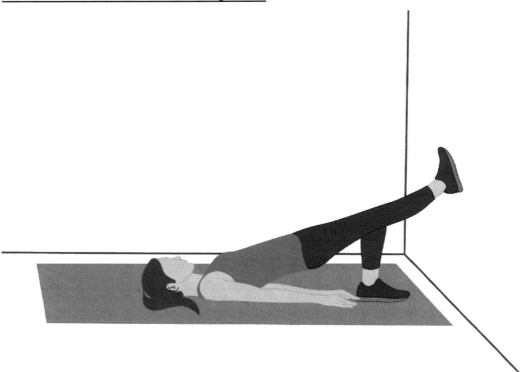

Le pont mural avec cercles de jambe est un exercice difficile ; vous faites des cercles avec une jambe après avoir soulevé vos hanches en position de pont.

Série recommandée : 4 séries de 10 à 12 répétitions.

Étape 1

Allongez-vous sur le dos avec les hanches près d'un mur. Maintenez une position de genou plié avec les pieds à plat sur le sol.

Étape 2

Levez vos jambes et placez les plantes de vos pieds sur le mur avec les genoux pliés.

Étape 3

En soulevant vos hanches du sol tout en contractant vos abdominaux, appuyez vos pieds contre le mur.

Étape 4

Maintenez la position de pont et levez une jambe vers le plafond en gardant le genou plié.

Étape 5

Maintenant, déplacez lentement votre jambe en cercle dans une direction. Assurez-vous que vos hanches et votre bassin restent stables.

Étape 6

Arrêtez-vous et commencez à faire des cercles avec vos jambes dans la direction opposée.

● **Pompes murales avec extension de jambe**

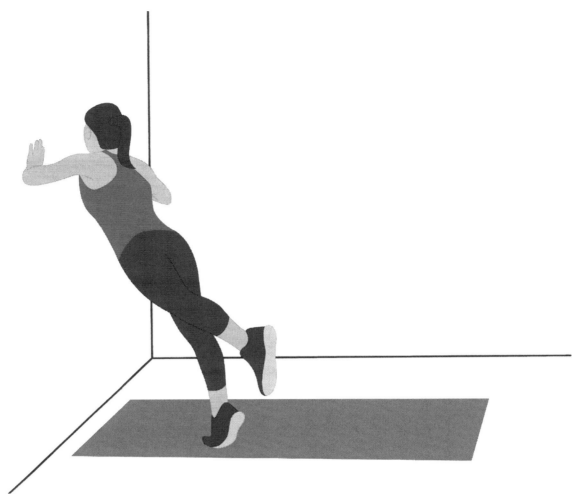

Les pompes murales avec extension de jambe sont un exercice de poids corporel qui combine des pompes murales avec des extensions de jambe qui travaillent sur le bas du corps.

Série recommandée : 3 séries de 10 à 12 répétitions.

Étape 1

Tenez-vous devant un mur solide et placez vos mains dessus. Gardez les bras tendus avec les pieds écartés à la largeur des hanches.

Étape 2

Reculez de quelques pas avec vos pieds afin que votre corps soit aligné de la tête au talon.

Étape 3

En inspirant, abaissez votre corps vers le mur en pliant les coudes. C'est-à-dire, adoptez la position de pompes.

Étape 4

En expirant, poussez avec vos coudes et revenez à la position de départ.

Étape 5

Maintenant, inspirez profondément et étendez une de vos jambes droit derrière vous.

Étape 6

Expirez et abaissez la jambe avant de répéter le même mouvement avec la jambe suivante. Alternez continuellement.

JOUR 24

● Crunch oblique mural

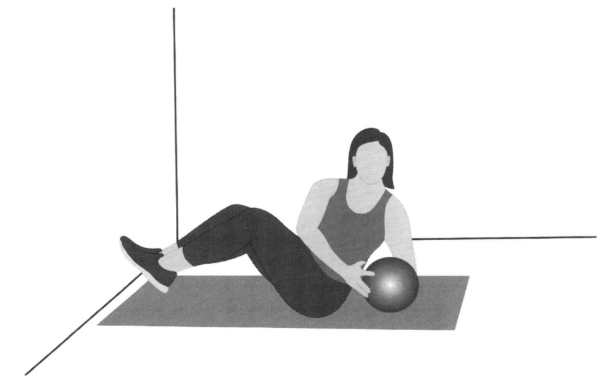

Le crunch oblique mural consiste à effectuer des crunchs en étant assis avec le dos contre le mur. Il cible les muscles obliques pour favoriser la perte de poids.

Série recommandée : 4 séries de 10 à 12 répétitions.

Étape 1

Placez votre dos contre un mur et asseyez-vous par terre. Les pieds doivent être à plat sur le mur et les genoux restent fléchis.

Étape 2

En vous appuyant contre le mur, placez vos mains derrière votre tête de manière à ce que vos coudes pointent sur le côté.

Étape 3

En contractant vos abdominaux, soulevez vos pieds du sol jusqu'à ce que vos genoux soient proches de votre poitrine.

Étape 4

Tournez votre buste vers un côté. Amenez votre coude droit vers votre genou gauche et maintenez la contraction des muscles obliques.

Étape 5

Après une brève pause, revenez à la position de départ.

Étape 6

Répétez le mouvement de l'autre côté en amenant votre coude gauche vers votre genou droit et serrez vos muscles obliques. Continuez à alterner jusqu'à atteindre le nombre de répétitions souhaité.

● **Pont de fessier contre le mur avec serrage des genoux**

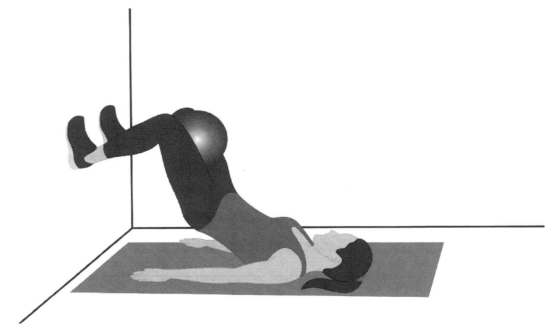

Pour réaliser le pont de fessier contre le mur avec serrage des genoux, vous devez adopter une position de pont de fessier tout en serrant une petite balle entre vos genoux ; cet exercice cible les fessiers et les muscles internes des cuisses.

Série recommandée : 3 à 4 séries de 10 à 12 répétitions.

Étape 1 :

Allongez-vous à plat contre le mur sur le dos, les pieds relevés. Assurez-vous que vos genoux sont pliés à 90 degrés.

Étape 2 :

Placez une petite balle ou un coussin entre vos genoux et serrez doucement.

Étape 3 :

Soulevez vos hanches du sol en contractant vos muscles abdominaux et en appuyant vos pieds contre le mur.

Étape 4 :

Maintenez la position du pont de fessier pendant quelques secondes. Ensuite, relâchez légèrement et serrez l'objet entre vos genoux.

Étape 5 :

Abaissez vos hanches en relâchant la pression. Répétez le mouvement pour le nombre recommandé de répétitions.

Jours 25 à 27 : Exercices d'intensité accrue et de plus longue durée

JOUR 25

- **Étirement d'une jambe contre le mur**

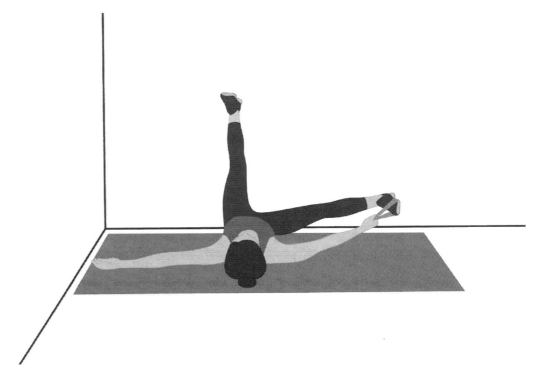

L'étirement d'une jambe contre le mur est un exercice de Pilates qui travaille les muscles abdominaux et les fléchisseurs de hanche pendant que vous effectuez un mouvement d'étirement d'une jambe contre le mur.

Série recommandée : 4 séries de 10 à 12 répétitions.

Étape 1 :

Allongez-vous sur le dos et étendez vos jambes contre le mur de manière à ce que vos talons touchent directement le mur.

Étape 2 :

Placez vos mains derrière votre tête. Contractez maintenant vos muscles abdominaux en dirigeant votre nombril vers votre colonne vertébrale.

Étape 3 :

Levez votre tête et vos épaules. Fixez votre regard vers la région de vos genoux.

Étape 4 :

Abaissez votre jambe gauche vers le sol, en gardant l'autre jambe droite et étendue contre le mur.

Étape 5 :

Relevez votre jambe gauche en effectuant un échange avec l'autre jambe. Effectuez un mouvement de ciseaux pendant que vous le faites. Continuez à alterner entre les jambes et maintenez chaque étirement pendant une période plus longue.

● Planche latérale contre le mur avec flexion de hanche

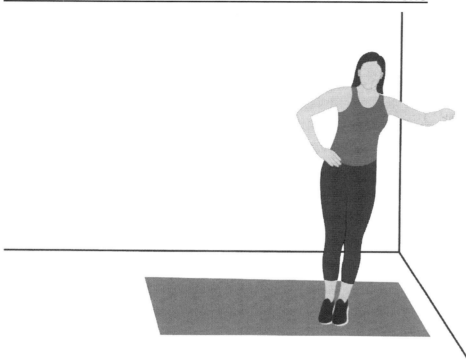

La planche latérale contre le mur avec flexion de hanche est une variation traditionnelle de la planche latérale. Elle consiste à maintenir une position de planche latérale tout en effectuant des flexions et des élévations de hanche. Cet exercice cible les muscles obliques et améliore la force du tronc.

Série recommandée : 4 séries de 10 à 12 répétitions.

Étape 1 :
Placez-vous debout avec votre côté gauche contre le mur.

Étape 2 :
Placez votre coude gauche sur le mur à la hauteur de l'épaule.

Étape 3 :
Adoptez la position de planche en reculant vos pieds de manière à ce que votre corps forme une ligne droite de la tête aux talons.

Étape 4 :

Contractez vos muscles abdominaux. Assurez-vous que vos hanches sont alignées avec vos épaules.

Étape 5 :

Levez votre bras droit droit vers le plafond, puis abaissez votre hanche droite vers le sol sans laisser celle-ci toucher le sol.

Étape 6 :

Relevez votre hanche droite jusqu'à la position de départ. Répétez le mouvement de flexion de hanche pour le nombre recommandé de répétitions.

JOUR 26

● Squat contre le mur avec élévation des mollets

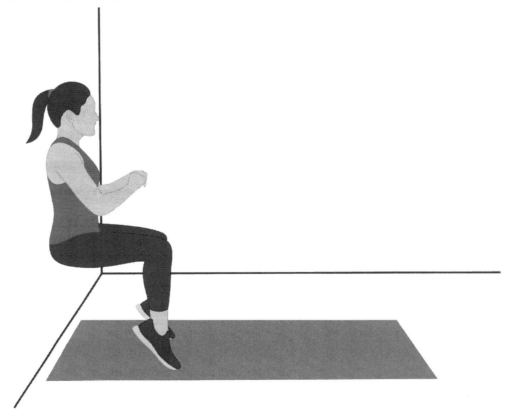

Comme son nom l'indique, le squat contre le mur avec élévation des mollets est un exercice de Pilates contre le mur où vous effectuez la position de squat, puis vous levez vos talons en haut du mouvement. Il cible les quadriceps, les fessiers et les mollets.

Série recommandée : 4 séries de 10 à 12 répétitions.

Étape 1 :

Tenez-vous dos au mur. Vos pieds doivent être écartés à la largeur des épaules, avec vos orteils légèrement tournés vers l'extérieur.

Étape 2 :

Descendez lentement en position de squat.

Étape 3 :

Maintenez la position pendant quelques secondes avant de vous élever sur la pointe des pieds en soulevant vos talons du sol.

Étape 4 :

Restez en position élevée sur vos mollets pendant quelques secondes avant de redescendre vos talons au sol et de reprendre la position de squat.

Étape 5 :

Répétez les mouvements de squat avec élévation des mollets pour le nombre recommandé de séries.

JOUR 27

● **Sirène contre le mur**

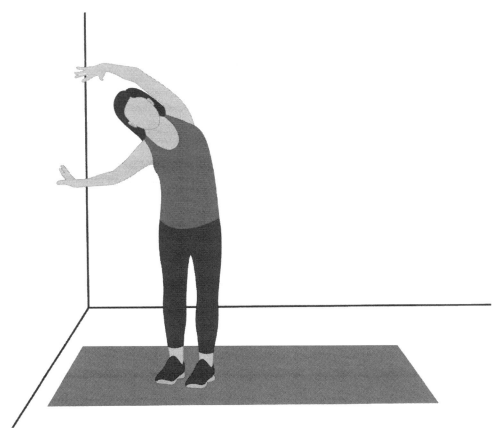

La sirène contre le mur est un exercice doux qui cible les muscles des hanches et des côtés. Pour faire cet entraînement, placez une main sur un mur, puis étirez l'autre bras au-dessus de la tête tout en vous penchant vers le mur.

Série recommandée : 3 séries de 5 à 10 répétitions.

Étape 1 :

Tenez-vous face à un mur solide. Placez une main sur le mur.

Étape 2 :

Levez le bras opposé au-dessus de la tête et tendez-le vers le mur en gardant le bras droit.

Étape 3 :

Inspirez. En expirant, penchez-vous vers le mur tout en étirant le côté de votre corps.

Étape 4 :

Maintenez la position pendant quelques secondes.

Étape 5 :

Relâchez lentement l'étirement en revenant à la position de départ. Répétez de l'autre côté.

• Travail abdominal contre le mur

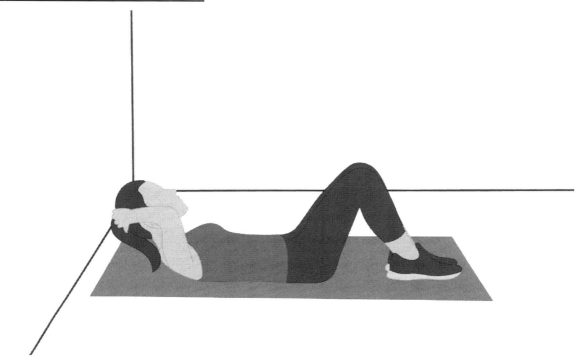

Cet exercice consiste à vous allonger sur le sol, les jambes tournées vers le mur, tout en effectuant des crunchs.

Série recommandée : 3 séries de 10 à 15 répétitions.

Étape 1 :

Trouvez un mur solide et dégagé, puis allongez-vous sur le dos.

Étape 2 :

Placez vos jambes contre le mur de manière à ce que vos talons touchent le mur. Gardez-les pliés à un angle de 90 degrés.

Étape 3 :

Placez vos mains derrière votre tête, contractez vos muscles abdominaux, soulevez vos omoplates du sol et serrez vos abdominaux.

Étape 4 :

Expiration pendant la montée. Inspiration pendant la descente. Répétez.

JOUR 28 : Jour de repos

Bien joué ! Vous faites partie des rares personnes à être arrivées aussi loin. À ce stade, vous devriez vous sentir comblé par la euphorie de votre vitalité retrouvée, de votre corps et de votre niveau de forme physique. Alors que nous approchons de la fin de ce programme, prenez la journée pour vous reposer et vous amuser. Voici quelques idées pour aujourd'hui :

- Allez nager ou plongez dans un bain bouillonnant.
- Buvez une boisson relaxante mais saine, comme un smoothie aux fruits.
- Partez en vacances relaxantes.
- Pratiquez un passe-temps ou une activité créative, comme la peinture ou le tricot.
- Essayez l'aromathérapie avec des huiles essentielles ou des bougies parfumées.

CHAPITRE 13

DERNIERS 2 JOURS

Jour 29 :

Révision des exercices de base et avancés pour chaque groupe musculaire

Tout au long de ce programme, vous avez appris plusieurs exercices de Pilates contre le mur. Chaque exercice cible des groupes musculaires spécifiques ; ainsi, selon vos besoins, vous pouvez toujours choisir les entraînements qui ciblent le haut ou le bas du corps. Vous pouvez également choisir vos exercices en fonction de votre niveau de forme physique ; vous pouvez commencer par les exercices de base pour ce groupe musculaire avant de passer aux exercices avancés. Voici un aperçu de quelques exercices de base et avancés pour les muscles du haut et du bas du corps.

Haut du corps et Core

EXERCICES DE BASE

● **Descendre le long du mur**

Le descendre le long du mur est un exercice essentiel de renforcement du core pour plusieurs muscles du haut du corps.

● **Boucles contre le mur**

Ces boucles contre le mur travaillent les biceps et sont idéales pour les personnes qui veulent des bras plus musclés.

● **Câlins des genoux contre le mur**

Cet exercice travaille la poitrine, le core et les fléchisseurs de hanche.

● **Extension de poitrine contre le mur**

L'extension de poitrine contre le mur cible les muscles de la poitrine et du core.

EXERCICES AVANCÉS

● **Sirène contre le mur**

La sirène contre le mur est un exercice avancé pour le core qui consiste à former une forme de V inversé et à maintenir la position pendant quelques secondes.

● **Couteau suisse contre le mur**

Le couteau suisse contre le mur est un exercice avancé pour le haut du corps qui cible les abdominaux.

● **Appui renversé contre le mur**

L'appui renversé contre le mur est idéal pour développer les muscles de l'épaule et brûler les graisses dans la région du core.

Bas du corps

EXERCICES DE BASE

● **Planche contre le mur avec pli des genoux**

Il s'agit d'un exercice adapté aux débutants qui cible les fléchisseurs de hanche et les cuisses.

● **Chutes de genoux contre le mur**

Les chutes de genoux contre le mur sont idéales pour renforcer les muscles fessiers.

● **Coups de pied latéraux contre le mur**

Cet exercice cible spécifiquement les muscles des cuisses externes en levant la jambe et en la frappant contre le mur.

● **Écart contre le mur**

L'écart contre le mur est parfait pour étirer les muscles des ischio-jambiers.

EXERCICES AVANCÉS

● **Squat simple contre le mur**

Cet exercice est particulièrement difficile. Cependant, il est efficace pour renforcer les quadriceps et les fessiers.

● **Squats latéraux contre le mur**

Les squats latéraux contre le mur consistent à effectuer le squat en écartant la jambe sur le côté. Cela cible les muscles internes des cuisses.

● **Fentes contre le mur**

Avec les fentes et les squats contre le mur, cet exercice travaille les quadriceps et les muscles fessiers.

JOUR 30 :

CÉLÉBRATION DES RÉUSSITES ET RÉFLEXION SUR LES PROGRÈS

Célébrer les réussites et réfléchir sur les progrès accomplis est essentiel dans tout parcours de remise en forme, y compris dans un programme de Pilates contre le mur pour la perte de poids. Prendre le temps de reconnaître et de célébrer de petites victoires peut motiver et aider les individus à rester sur la bonne voie vers leur objectif ultime.

Une façon de célébrer les réussites est de fixer des objectifs réalisables et de suivre les progrès réalisés vers ces objectifs. Par exemple, un objectif pourrait être de faire 10 pompes contre le mur sans s'arrêter, et les progrès pourraient être mesurés en augmentant le nombre de pompes effectuées chaque semaine. Une fois l'objectif atteint, prenez un moment pour célébrer cette réussite et fixez un nouvel objectif à atteindre.

Une autre façon de célébrer les réussites est de se récompenser pour avoir atteint des étapes importantes. La récompense ne doit pas être liée à la nourriture, car cela pourrait compromettre les efforts de perte de poids. Au lieu de cela, la récompense pourrait être un nouvel équipement d'entraînement, un massage ou une journée de repos par rapport à l'exercice. Se récompenser peut aider à maintenir la motivation et donner un sentiment d'accomplissement et de progrès.

La réflexion est également essentielle dans le parcours vers la perte de poids. Prendre le temps de réfléchir sur les progrès réalisés, les défis rencontrés et les leçons apprises peut aider à identifier les domaines nécessitant des améliorations dans la planification d'un succès futur.

La réflexion peut se faire par le biais d'un journal intime ou simplement en prenant quelques minutes chaque jour pour réfléchir sur l'entraînement de la journée, en notant les améliorations ou les défis rencontrés. Il peut également être utile de réfléchir à la raison pour laquelle la perte de poids est importante, comme l'amélioration de la santé ou l'augmentation de la confiance en soi, afin de rester motivé et concentré sur l'objectif ultime.

Chapitre 14

Conseils pour réussir pendant le programme de 30 jours

Comment tenir un journal pour suivre les progrès et fixer des objectifs

Comme mentionné précédemment, tenir un journal est un excellent moyen de suivre vos progrès, de fixer des objectifs et d'identifier les domaines à améliorer. Voici quelques conseils pour vous aider à tenir un journal et suivre vos progrès pendant ce programme

- Après avoir fait les exercices de la journée, accordez quelques minutes pour réfléchir à votre pratique et noter vos progrès dans un journal.
- Dans votre journal, notez les exercices que vous avez réalisés et combien de répétitions vous avez effectuées.
- Si vous avez apporté des modifications à l'exercice, notez-les également.
- Notez comment vous vous êtes senti pendant chaque exercice. Avez-vous ressenti de la douleur ou une sensation de force particulière ? Dans quels domaines avez-vous été le plus défié ?
- De temps en temps, relisez votre journal pour voir à quel point vous avez progressé et trouver des domaines à améliorer.

Comment écouter votre corps et adapter les exercices si nécessaire

Prêter attention à votre corps est une partie cruciale de ce programme. Vous devez travailler en harmonie avec votre corps pour observer des améliorations. Voici comment vous pouvez écouter votre corps pendant ce programme :

- Soyez attentif à tout inconfort ou douleur que vous pourriez ressentir pendant votre routine.

- Si vous ressentez de la douleur ou de l'inconfort dans une zone quelconque, adaptez l'exercice à votre niveau de condition physique. Par exemple, si vous ressentez de la douleur en vous allongeant, utilisez un tapis de yoga pour amortir votre dos.

- N'essayez pas de faire des exercices au-delà de votre niveau de condition physique ; adaptez chaque exercice à vos besoins.

- Prenez des pauses lorsque nécessaire. Ne vous poussez pas trop fort ; reposez-vous chaque fois que vous vous sentez fatigué.

- Concentrez-vous sur le maintien d'une bonne posture et d'un bon alignement pendant un exercice pour éviter les blessures ou les tensions excessives sur votre corps.

- Consultez un professionnel de la santé si vous avez du mal à effectuer les exercices sans ressentir de douleur ou si vous avez des problèmes médicaux préexistants.

Comment rester hydraté et bien nourri avec une alimentation saine

Le programme de perte de poids Wall Pilates est incomplet si vous ne savez pas comment nourrir votre corps avec les bons nutriments. Voici quelques conseils utiles pour maintenir une alimentation équilibrée et rester hydraté tout au long de la routine de 30 jours :

- Buvez suffisamment d'eau propre avant, pendant et après chaque séance d'entraînement.

- Évitez les boissons sucrées et caféinées, car elles peuvent vous déshydrater.

- Adoptez une alimentation équilibrée. Votre alimentation devrait être riche en fruits, légumes, protéines maigres et céréales complètes.

- Éliminez les aliments transformés, la restauration rapide et les aliments riches en matières grasses saturées ou trans.

- Si vous avez faim, optez pour des collations saines comme des fruits, des noix ou un shake protéiné.

- Consultez un diététicien pour établir un plan alimentaire adapté à vos besoins spécifiques.

Le pouvoir de la constance et comment l'utiliser

Lorsqu'il s'agit de perdre du poids, la constance est essentielle. Vous devez vous engager à effectuer un nombre fixe de répétitions chaque jour si vous voulez obtenir des résultats. Comme il peut être difficile de rester engagé, voici quelques façons de rester au sommet de votre forme :

● Essayez de vous entraîner pendant quelques minutes chaque jour.

● Réservez un moment précis de la journée pour vous entraîner et essayez de vous y tenir.

● Trouvez un mur dégagé et faites-en votre espace d'entraînement désigné.

● Commencez par des exercices simples et adaptez le nombre de répétitions à vos besoins spécifiques.

● Si vous manquez quelques jours ou si certains exercices sont trop difficiles, ne vous découragez pas - continuez à persévérer.

Célébrer les accomplissements et rester motivé

Votre parcours de perte de poids ne s'arrête pas ici. Vous avez encore du chemin à parcourir avant d'atteindre le niveau de forme souhaité. Le parcours peut être fatigant et franchement frustrant. C'est pourquoi vous devez apprendre à célébrer les petites réussites en matière de perte de poids pour rester motivé tout au long du processus. Voici quelques idées pour célébrer de petites victoires :

● Fixez des objectifs réalisables et célébrez lorsque vous les atteignez. Ces objectifs peuvent être aussi petits que d'augmenter le nombre de répétitions d'un exercice particulier de deux.

● Prenez des photos de progression "avant et après" et des mesures hebdomadaires pour suivre vos progrès.

● Récompensez-vous avec des friandises saines lorsque vous atteignez des objectifs spécifiques.

● Pratiquez la pensée positive en vous habituant à vous admirer et à vous aimer, indépendamment de votre poids.

- Entourez-vous d'amis et de membres de votre famille positifs qui peuvent vous encourager tout au long du programme.

Conclusion

Le Pilates mural peut être un exercice extrêmement efficace et agréable pour ceux qui cherchent à perdre du poids. Étant donné qu'il s'agit d'un exercice à faible impact, il convient à des personnes de tous les niveaux de condition physique. Lorsque vous suivez les principes du Pilates en utilisant la résistance supplémentaire du mur, la routine de Pilates mural devient un entraînement très efficace qui cible plusieurs groupes musculaires.

De plus, le Pilates mural offre un entraînement doux à faible impact sur les articulations, ce qui le rend adapté aux personnes ayant des limitations physiques ou des blessures. Il met l'accent sur l'alignement et la posture corrects et peut aider à améliorer l'équilibre musculaire et la stabilité. C'est un exercice sûr et efficace pour les personnes en phase de récupération après une blessure ou cherchant une rééducation.

L'un des meilleurs aspects du Pilates mural et de ce programme d'exercice de 30 jours est sa polyvalence et son adaptabilité. La routine décrite dans ce livre peut être facilement adaptée aux besoins des personnes de tous âges, types de corps et niveaux de condition physique. Cela signifie qu'un pratiquant expérimenté et un débutant peuvent tous deux adapter l'exercice à leurs exigences physiques. Comme vous pouvez progresser ou régresser chaque exercice en fonction de vos besoins, vous pouvez vous concentrer davantage sur le défi de vous surpasser.

La routine de 30 jours peut être facilement intégrée à votre quotidien. C'est une option pratique pour ceux qui, pour des raisons financières ou sociales, préfèrent ne pas aller à la salle de sport. Cet exercice nécessite peu d'espace et d'équipement. Tant que vous avez accès à un mur solide et à un tapis, vous avez tout ce dont vous avez besoin pour commencer le programme. Avec les instructions claires et les illustrations que nous avons fournies, vous devriez pouvoir commencer et terminer le programme dans le confort de votre domicile.

En suivant la routine et en adoptant une alimentation saine et équilibrée, vous vivrez d'autres changements positifs dans votre mode de vie. En plus de perdre du poids, ce programme vous rendra également plus conscient de l'alignement du corps, de la posture et de la respiration. Vous pourriez également adopter de meilleures habitudes et une mentalité positive. Cette prise de conscience améliorée de votre corps peut avoir un effet boule de neige positif. Vous ne vous concentrerez pas seulement sur une meilleure alimentation et sur la perte de poids, mais vous serez également plus conscient de votre santé globale, tant physique que mentale.

Bien que nous arrivions à la fin de ce livre, vous n'avez pas encore atteint la fin de votre parcours. Vous avez encore du chemin à faire. Perdre du poids est un progrès qui change la vie ; cela n'arrive jamais en un jour. Continuez à mener une vie saine en pratiquant le Pilates mural, et vous serez surpris de voir à quel point de simples petits pas peuvent faire une énorme différence. Félicitations pour votre réussite !

SPECIAL BONUS!

WANT THIS BONUS BOOK FOR FREE?

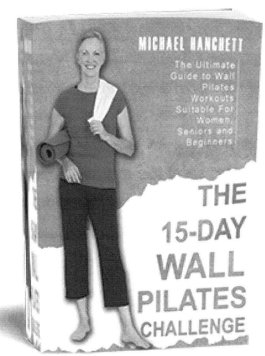

Get **FREE** unlimited access to it and all of our new books by joining our fan base!

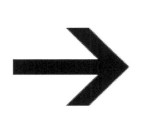 

SCAN TO JOIN!

Retour et suggestions !

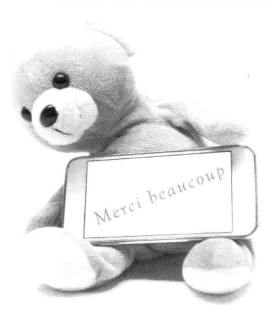

Merci de nous lire !

Les retours positifs des lecteurs exceptionnels comme vous sur nos livres encourageront d'autres lecteurs à se sentir à l'aise en lisant nos livres. Pourriez-vous consacrer quelques instants sur Amazon pour partager vos expériences positives ?

Nous vous serons éternellement reconnaissants.

Merci d'avance pour votre aide !

Scannez CI-DESSOUS pour laisser votre avis.

Avec tout notre amour,

Michael

Printed in Great Britain
by Amazon

29198489R00073